Manuela Kuck

Hungrige Herzen

Krug & Schadenberg

I

Es war ein Freitag um die Mittagszeit zu Beginn des Altweibersommers. Ich hatte gerade den noch ofenwarmen Streuselkuchen mit Brombeeren aufgeschnitten, als die Türglocke anschlug und Britta mit einem breiten Lächeln ins Bistro schlenderte, sich auf einen Hocker an der Theke hievte und ihre schwere rote Lederaktentasche nach kurzem Überlegen zu Boden gleiten ließ. Sie sah aus, als hätte sie etwas zu erzählen. Ich lächelte ebenso breit zurück und servierte ihr eine große Tasse Latte macchiato mit Zimt und das schönste Stück Kuchen vom frischen Blech – mit Streuseln so dick wie Haselnüsse und violett schimmernden Brombeeren. Einige Minuten zuvor hatte sich eine Gruppe von fünf Geschäftsleuten nach einem opulenten zweiten Frühstück mit einem ebenso üppigen Trinkgeld verabschiedet, und so war ich in bester Spendierlaune. Wenn mich nicht alles täuschte, hatten die Herren sich in meinem Frühstücksbistro rundum wohl gefühlt, und ich konnte damit rechnen, sie bald wiederzusehen. Stammkunden waren mir die liebsten – zumal solche, denen es auf zwei oder gar fünf Euro nicht ankam. Vor acht Jahren war mir das Ladengeschäft am Ku'damm angeboten worden, und schon nach kurzer Zeit erinnerte nichts mehr an die ehemals dunkle, ungemütliche und verräucherte Kneipe, die ich in ein helles Bistro, in dem Holz und kräftige Farben vorherrschen, verwandelt hatte. Ich bin stolz darauf, mit meinem Konzept auch in schlechteren Zeiten ohne große Umsatzeinbußen gut zurechtzukommen. Heutzutage legen viele Menschen Wert darauf, möglichst naturbelassene Nahrungsmittel zu sich zu nehmen, und so bin ich mit meinem selbstgebackenen Brot und Kuchen, dem Rohmilchkäse, diversen frischgepressten Säften, Snacks, die man eben nicht an jeder Ecke bekommt, und Produkten aus dem Bio- und Dritte-Welt-Laden gut beraten. Zwischen acht Uhr morgens und sechs Uhr abends serviere ich Frühstück, Kuchen und kleine Imbisse, und der letzte Gast bekommt noch eine genauso frische und ansehnliche Mahlzeit serviert wie der erste. Der Müsli-Fan wird bei mir genauso zufriedengestellt wie die Öko-Mami, die ihren allergiegeplagten Sprössling mit Reiswaffeln versorgen will, Eier nur von ganz besonders glücklichen Hühnern isst und die Hühner selbstverständlich gar nicht. Meine Hauptkundschaft sind Geschäftsleute, Angestellte der umliegenden Büros und Läden, Frauen, die ihren Stadtbummel gern für eine halbe Stunde unterbrechen, und die Besucher einer nahegelegenen Galerie. Meist bin ich schon um sechs Uhr in der Frühe im Bistro, um Brot und Kuchen zu backen. Chris, ein Medizinstudent, der regelmäßig ein- bis zweimal in der Woche stundenweise bei mir arbeitet, fängt oft erst gegen zehn Uhr an, und wenn viel zu tun ist oder ich mal ausfalle, kommt noch Maren hinzu, eine dreißigjährige alleinerziehende Mutter, die ein paar Euro extra immer gut gebrauchen kann. Es mag pathetisch klingen, aber ich liebe meine Arbeit – das ständige Kommen und Gehen, das leise oder auch lautere Gemurmel, Gesprächsfetzen, Geschirrklappern, dazu der Duft von frischem Brot und gutem Espresso. Es gibt Gäste, die zum ersten Mal kommen, und andere, die ich schon seit Jahren kenne. Einige sind mir ans Herz gewachsen, andere sehe ich lieber von hinten, selbst wenn sie spendabel sind, und ich muss mir Mühe geben, nicht nur höflich, sondern freundlich zu sein. Besonders genieße ich die einsamen Morgenstunden, wenn ich den Teig knete und forme. Der Ofen summt leise in der Stille, und meine Hände werden warm und weich, während ich darüber nachdenke, welche Bestellungen aufzugeben sind oder ob Tamara sich wohl mal wieder blicken lässt. Tamara ist meine inzwischen neunzehnjährige Tochter. Ich habe sie zu einer selbständigen jungen Frau erzogen – zu einer so selbständigen, dass sie es eine Zeitlang völlig in Ordnung fand, ihre Mutter viele Wochen nicht zu sehen, ja nicht mal zwischendurch kurz anzurufen. Vielleicht ist es das sogar. Britta, die es schließlich wissen muss, da sie selbst Mutter von zwei, wenn auch kleineren Kindern ist und zudem Berufsschullehrerin, hält die Abnabelung meiner Tochter jedenfalls nicht nur für erfrischend normal, sondern auch für begrüßenswert. Manchmal, wenn innerlich alles erledigt und abgehakt ist, wird mein Kopf ganz leer, und dann weiß ich, dass das Brot an diesem Tag besonders gut wird.

Britta schob ihren Teller nach wenigen Minuten mit wohligem Seufzen zurück.

»Wie gut, dass dein Laden nicht bei mir um die Ecke ist – ich würde süchtig werden nach deinem Kuchen«, erklärte sie. Sie schaute kurz an sich herunter und seufzte gleich noch einmal. »Dabei sollte ich ihn mir wirklich verkneifen.« Sie strich ihre Jeansbluse glatt und zog den Bauch ein, was nach dem Kuchengenuss sicherlich nicht das angenehmste Gefühl gewesen sein dürfte. »Apropos verkneifen«, fügte sie dann hinzu. »Du glaubst nicht, wen ich gestern bei Hugendubel getroffen habe. Du glaubst es wirklich nicht.«

Ihr Ton sollte beiläufig klingen, aber wir kannten uns schon zu lange, als dass es ihr noch gelungen wäre, mir etwas vorzumachen. Ich ging jede Wette ein, dass sie vor Mitteilungsdrang fast platzte – mehr noch: Britta war zwar ganz wild nach meinem Kuchen, da er in der Tat gut war und sie darüber hinaus ohne Süßes weder leben konnte noch wollte, doch an diesem Mittag diente ihr Abstecher ins Bistro in der Hauptsache dem Zweck, ihre Neuigkeit bei mir loszuwerden, und zwar möglichst so, dass ich vor Spannung bebte und an ihren Lippen hing. Ich kassierte an zwei Tischen, brachte das Geschirr in die Küche und setzte mich dann Britta gegenüber. Ich wusste, dass es ein längeres Geplänkel geben würde, bis sie endlich mit der Sprache herausrückte, und es gehörte zu unserem Spielchen, dass ich zunächst ganz gleichmütig tat.

»Ach, glaub ich also nicht?« entgegnete ich schließlich. »Na, erzähl schon.«

»Denk mal an unsere Schulzeit zurück«, forderte Britta gutgelaunt und stützte die Ellenbogen auf.

»Das ist über zwanzig Jahre her«, entgegnete ich.

»Richtig.«

»Okay – du hast einen Lehrer getroffen, und er hat dich an deinen eindrucksvollen dunklen Augen, den perfekt gestylten blonden Haaren und deiner charismatischen Persönlichkeit sofort wiedererkannt.«

Britta lachte. »Schön wär's. Nein, kein Lehrer. Eine Mitschülerin.« Sie schaute mich an. »Sie sieht phantastisch aus. Wie aus einem Modemagazin. Obwohl sie damals nicht so herumlief, habe ich sie sofort wiedererkannt. Frag mich jetzt aber nicht warum. Irgendwie hat es sofort geklingelt. Vielleicht war es eine typische Geste oder ihre Stimme.«

Ich schwieg. Brittas in die Länge gezogenes Ratespiel ermüdete mich allmählich, dennoch war meine Neugierde geweckt. »Okay, lass es uns verkürzen – ich komme nicht drauf. Also?«

»Paula. Ich habe unsere alte Freundin Paula getroffen.«

Ich sah sie sofort vor mir – mit ihren kastanienbraunen kurzen Haaren und den blauen Augen. Am liebsten hatte sie weite Pullover getragen, und wenn sie gelacht hatte, war das überaus ansteckend gewesen. Ich konnte mich gut daran erinnern, dass ich oft verlegen gewesen war, wenn sie mich direkt angeschaut hatte.

»Weißt du noch – sie ist nach dem Abi gleich nach Frankfurt gegangen, ohne das großartig anzukündigen«, erinnerte Britta mich. »Und hat sich danach nie wieder bei uns blicken lassen.«

Das stimmte. Es waren noch zwei Postkarten von ihr gekommen und ein eher unpersönlicher Brief, und damit hatte es sich dann auch. Dabei waren wir mal eine richtige Clique gewesen – Paula, Britta, Kerstin und ich. Paula hatte es nach der Schule sehr eilig gehabt, Berlin zu verlassen, und obwohl wir drei Daheimgebliebenen über all die Jahre hinweg befreundet oder zumindest in regelmäßigem Kontakt blieben, war es anders als vorher.

»Und wie geht es ihr? Was macht sie jetzt so?« fragte ich.

»Sie hat richtig Karriere gemacht«, erzählte Britta. »Arbeitet in einer schicken Werbeagentur und soll jetzt die Niederlassung in der Hauptstadt leiten.«

Ich horchte auf. »Sie zieht also wieder zurück nach Berlin?«

Britta nickte. »Sie ist bereits letzten Monat umgesiedelt, aber wenn du mich fragst: einen sonderlich glücklichen, geschweige denn enthusiastischen Eindruck hat sie mir nicht gemacht.«

Ich stand auf, weil neue Gäste gekommen waren. Sie brauchten ungewöhnlich lange, bis sie gewählt hatten, und ich verdrehte innerlich einmal kurz die Augen. Äußerlich blieb ich gelassen und freundlich und hoffte, dass meine Ungeduld nicht bemerkt wurde. Ich hatte Jahre gebraucht, um Miene und Tonfall auch in Situationen, die mir gegen den Strich gingen, unter Kontrolle zu behalten. Als Studentin hatte ich mal einen Job in einem Ausflugslokal verloren, weil ich unwirsch zu einem Gast gewesen war. Dass der mir zu nahe getreten war, hatte meinen damaligen Chef herzlich wenig interessiert. Ich hatte die Begebenheit zum Anlass genommen, mir erstens meine Chefs von da an besser anzusehen und zweitens an meiner Selbstbeherrschung zu arbeiten. Es kostete Zeit und Nerven, doch ich war von Mal zu Mal besser in der Lage, aufdringliche oder auch unsympathische Gäste dezent abzuwehren beziehungsweise ihnen mit unverbindlicher Freundlichkeit zu begegnen. Schließlich saß ich Britta wieder gegenüber.

»Wie kommst du darauf?« setzte ich unser Gespräch übergangslos fort. »Eben hast du noch betont, dass sie aussieht wie ein Model und offensichtlich Karriere gemacht hat.«

»Ganz einfach – sie steht nicht auf Berlin«, erwiderte Britta achselzuckend. »Frankfurt gefällt ihr richtig gut, sagt sie, doch das ist natürlich kein Argument, wenn man eine solche Chance geboten bekommt.«

»Wohl eher nicht. Aber davon abgesehen – erzähl doch mal, wie war sie so?«

Britta wiegte den Kopf von einer Seite zur anderen. »Ziemlich zurückhaltend, die Gute. Reserviert. Ein bisschen nervös. Schien nicht gerade überschwenglich erfreut, mich zu sehen. Dabei haben wir uns doch damals alle ziemlich gut verstanden. Oder siehst du das anders?«

»Nein, ganz und gar nicht.«

Es lag mir zwar gefährlich weit vorn auf der Zunge, dass Britta und Paula nach meiner Erinnerung nicht immer herzlich miteinander umgegangen waren, doch ich schluckte es nach kurzem Überlegen hinunter. Was spielte das jetzt noch für eine Rolle?

»Der Club der Hungerkünstlerinnen und seine Vorsitzende Paula«, bemerkte Britta nach einer kleinen Pause und fing dann an zu kichern. »Weißt du noch – wir waren damals total auf dem Diät-Trip.« Sie seufzte. »Und ich war mindestens zwanzig Pfund leichter als heute.«

Ich entsann mich nur zu gut: Paula hatte die Regie übernommen und über jedes Gramm, das wir verloren oder auch zunahmen, detailliert Buch geführt. Sie hatte eine Menge über die Zusammensetzung von Nahrungsmitteln gewusst und über diverse Tricks, satt zu werden und dennoch abzunehmen. Magerquark, Sport und Salat bis zum Abwinken. Ich schüttelte mich.

»Tja, und wie gesagt – sie ist eine richtige Bohnenstange, aber von den alten Clubzeiten will sie nichts mehr wissen«, erzählte Britta weiter. »Ist doch merkwürdig, oder?«

»Ach? Habt ihr darüber gesprochen?«

»Na klar, ich habe sogar vorgeschlagen, dass wir uns alle mal treffen und auf die guten alten Zeiten anstoßen und bei der Gelegenheit hier im Bistro ein bisschen feiern. Meinetwegen mit Gurkensalat, Diätkuchen und kalorienarmem Sekt, falls es so was gibt. Das wäre doch auch in deinem Sinne, oder?«

Ich zuckte die Schultern. »Klar, warum nicht? Das ist mal was anderes.«

»Dachte ich auch.« Britta verzog den Mund. »Doch Paula hat es vor Begeisterung nicht gerade umgehauen. Ich konnte ihr nur mit Müh und Not eine Visitenkarte aus dem Ärmel leiern und hatte den Eindruck, dass sie das im selben Augenblick bereute, in dem das Kärtchen in meiner Tasche verschwand. Tja, was sagt man dazu? Vielleicht schwebt sie inzwischen in ganz anderen Gefilden und mag sich nicht mehr mit uns abgeben.«

Paula und hochnäsig – das konnte ich mir nicht vorstellen. Doch zwanzig Jahre waren eine lange Zeit.

»Dennoch oder auch gerade deshalb – ich finde, wir sollten diese Begegnung nicht so einfach auf sich beruhen lassen und sie auf jeden Fall noch mal anrufen«, fuhr Britta fort. »Aber vielleicht ist es besser, wenn du das machst. Ihr hattet doch schon damals den besten Draht zueinander. Dieser Ansicht ist Kerstin übrigens auch.«

Ich lächelte. »Ihr habt euch also schon abgesprochen?«

»Zufälligerweise hat Kerstin mich gestern abend angerufen, um mir von ihrem neuen Lover vorzuschwärmen, und als sie sich in intimen Einzelheiten zu verlieren drohte – du kennst ja Kerstin, wenn sie so richtig in Fahrt ist –, hab ich rasch das Thema gewechselt und ihr lang und breit von Paula erzählt.« Britta hangelte nach ihrer Aktentasche, entnahm ihr eine Visitenkarte und drückte sie mir in die Hand, bevor ich auch nur einmal tief durchatmen konnte. »Hier findest du alles, was du brauchst. Versuch doch mal dein Glück.«

Seltsame Aufforderung, dachte ich und steckte die silbergraue Karte mit dem bläulichen Schriftzug ein, nachdem ich sie kurz überflogen hatte. Ich war unschlüssig, wie ich mich verhalten sollte. Ich hatte Paula, bis auf ihren sang- und klanglosen Abschied, in durchweg angenehmer Erinnerung, und nach einer unfreundlichen Abfuhr war mir nicht zumute. Andererseits war es natürlich auch möglich, dass sie einen schlechten Tag gehabt hatte oder Britta ihr einfach zu laut und zu forsch auf die Pelle gerückt war. Hin und wieder fiel Britta auch außerhalb der Schule in ihre Lehrerinnenrolle und behandelte andere Menschen wie Jugendliche aus einer ihrer besonders schwierigen Berufsschulklassen. Das mochten die meisten Leute nicht.

Wenige Minuten später brach Britta auf. Sie zog eine Grimasse, als ich ihr einen schönen Abend wünschte, und ich konnte mir denken, dass Bernd, ihr Mann, mal wieder durch Abwesenheit glänzen und sie, wenn die Kinder im Bett waren, mit einer Schachtel Pralinen vor dem Fernseher auf seine Rückkehr warten würde. In der Hoffnung, ihm später ein paar liebe Worte zu entlocken. Oder ein bisschen Zärtlichkeit. Es war mir schleierhaft, wieso Kerstin immer noch nicht begriffen hatte, dass Britta die letzte war, die sich ihre Liebesgesänge anhören wollte. Zumindest nicht die verheißungsvollen.

Ich schloss pünktlich und machte Feierabend, nachdem ich den Teig für den nächsten Morgen vorbereitet und die Kasseneinnahmen im Tresor verstaut hatte. Fünf Minuten später war ich zu Hause – meine Wohnung befindet sich über dem Bistro, und sie ist ein richtiges Kleinod. Der Umbau des Geschäfts hatte seinerzeit weniger Geld verschlungen, als ich im Vorfeld kalkuliert hatte, und so war ich in der glücklichen Lage gewesen, mir mein privates Reich nach meinen Wünschen und Vorstellungen einrichten zu können, ohne auf den Pfennig schauen zu müssen. Es gefällt mir heute noch. Die Küche, die offen gestaltet ist und in Ess- und Wohnzimmer übergeht, ein kleiner Hauswirtschaftsraum, Toilette und Arbeitszimmer befinden sich in der unteren Etage. Ich mag das leise Knarzen des Parkettfußbodens, und in der Küche ist mein liebstes Möbelstück der alte Apothekerschrank, den mir meine Großmutter vererbt hat, dicht gefolgt von dem langen schweren Esstisch und der alten Vitrine mit den wundervoll geschliffenen Rotweingläsern. Über eine Wendeltreppe gelangt man nach oben: Tamaras Zimmer, das mittlerweile verwaiste, weil sie mit achtzehn ausgezogen war und jetzt in einer

WG lebt, eine Kleiderkammer, daneben mein Schlafzimmer und ein großes Badezimmer. Wohn- und Schlafraum sind mit blaugrauem Teppichboden ausgelegt und mit geölten Kiefernmöbeln eingerichtet. In meinem Zimmer hängen orangefarbene Vorhänge, die mir meine Mutter genäht hat. Insgeheim hatte ich bei meinem eifrigen Nestbau die Hoffnung gehegt, dass Martin vielleicht doch seine Frau verlassen und zu mir ziehen würde. Warum sonst hätte er meine beruflichen Pläne und den Ausbau der Wohnung so großzügig unterstützen und sponsern sollen? Einige Monate später war mir dann klar geworden, dass er sich lediglich hatte freikaufen wollen. Auf einem Regal neben dem Bett stehen Fotos von Tamara, ein paar Krimis und einige Fotobände über Griechenland, die mir Martin nach unserem letzten Urlaub geschenkt hatte. In der untersten Reihe finden sich einige Bücher über Sozialpädagogik, die von meinem kurzen Gastspiel an der Uni zeugen. Vier Semester lang hatte ich es dort mehr schlecht als recht ausgehalten. Dann hatte Tamara sich angekündigt, und ich hatte die Schwangerschaft zum Anlass genommen, meine berufliche Zukunft neu zu überdenken. Das hört sich großartiger an, als es war: Zwei Jahre lang war ich neben meinem Hauptberuf als Mutter in Cafés und Restaurants jobben gegangen, während Tamaras Vater sich längst aus dem Staub gemacht hatte. Später war ich Hotelfachfrau geworden und hatte einige gutbezahlte Anstellungen gehabt. In dieser Zeit war mir Martin über den Weg gelaufen. Ich war froh, dass ich nach all den Jahren ohne Bitterkeit an ihn denken konnte. Na gut – höchstens noch mit einer winzig kleinen Portion Bitterkeit, denn inzwischen war mir klar, dass wir auch unabhängig davon, dass er verheiratet gewesen war, nicht zusammengepasst hatten.

Ich stellte mich unter die Dusche. In einen kuscheligen Bademantel gehüllt, fläzte ich mich wenig später auf das breite Ledersofa und genoss zur ABENDSCHAU ein Baguettebrötchen mit Lachs und ein Glas leicht gekühlten kalifornischen Weißwein. Tamara rief nicht an. Vielleicht war ja in ihrer WG heute abend gemeinsames Putzen angesagt oder ein Spieleprogramm zur Förderung der interdisziplinären Kommunikation oder Töpfern bei Vollmond; Einölen nach Ayurveda wäre auch noch eine Möglichkeit, ganz zu schweigen von Höhlentrommeln in Kombination mit der Urschrei-Methode – da konnte sie nicht einfach die Gruppe verlassen, um dann auch noch ausgerechnet ihre Mutter anzurufen. Damit wäre sie in der WG sicherlich als hoffnungslose Spießerin verschrien gewesen. Sei nicht so zynisch, Rieke, schalt ich mich und konnte mir dennoch kaum das Lachen verkneifen. Die Tatsache, dass ich nie im Leben in einer WG hausen könnte, hieß ja noch lange nicht, dass das auch für meine Tochter gelten musste. Selbst wenn sie sonst, wie ich fand, was sie allerdings immer wieder entrüstet bestritt, eine ganze Menge von mir hatte. Aber wie dem auch sein mochte – ich hatte beschlossen, was Tamaras Zimmer anging, nichts zu überstürzen. Vielleicht brauchte sie es ja doch bald wieder. Und morgen, dachte ich, morgen melde ich mich bei Paula.

2

Sie war erst in der zwölften Klasse auf unsere Schule gekommen, und wir lernten uns durch gemeinsame Kurse in Sozialkunde und Deutsch kennen. Sie hatte Charme. Außerdem war sie selbstsicher, ruhig, klug und verlässlich. Erst später erfuhr ich, dass ihr jüngerer Bruder bei einem Busunglück ums Leben gekommen war und sie mit ihren Eltern aus dem Norden Berlins in den Süden gezogen war, weil insbesondere ihre Mutter in der gewohnten Umgebung nicht mehr leben konnte. Um so erstaunlicher fand ich Paulas Haltung. Sie wirkte zwar oft introvertiert und sprach so gut wie nie über ihre Familie, war aber keine Einzelgängerin, und wenn sie Kummer hatte, so ließ sie es ihre Umgebung nicht spüren. Ich mochte sie auf Anhieb. Kerstin, mit der ich seit der Grundschule befreundet war, ebenfalls. Unsere gemeinsame Freundin Britta war zwar zunächst nicht so begeistert, aber dem maß ich keine sonderliche Bedeutung bei. Britta tat sich grundsätzlich etwas schwer, wenn Neues auf sie zukam, erst recht, wenn es sich dabei um eine eventuelle Konkurrentin handeln könnte. Es blieb ihr sicherlich nicht verborgen, dass ich bald ähnliche Turnschuhe wie Paula trug und meine Frisur änderte, was ich viele Jahre nicht getan hatte. Ich schwärmte plötzlich für Oscar Wilde und Hermann Hesse, weil ich mitbekommen hatte, dass Paula die Romane der beiden verschlang.

Es war zu Beginn der dreizehnten Klasse, als Britta eines Tages nach der Schule mit düsterer Miene verkündete, dass sie ab sofort ein neues Leben zu führen gedachte. Wir waren zu viert auf dem Weg zur Bushaltestelle. Kerstin zündete sich gerade eine Zigarette an, während Paula sich einen Kaugummi in den Mund schob. Ich ging neben ihr und träumte vor mich hin.

»Und ich meine das verdammt ernst!« bekräftigte Britta ihr Vorhaben, als zunächst niemand etwas sagte. »So geht das jedenfalls nicht weiter.«

Kerstin nickte, dass ihre rotblonden Haare nur so flogen, obwohl sie noch gar nicht wusste, um was es ging. Der Beginn eines neuen Lebens war an sich schon etwas Tolles, erst recht wenn Britta ihn anstrebte.

»Ich passe in keine Hose mehr«, erläuterte Britta schließlich und blickte von einer zur anderen. »Obwohl ich meist esse wie ein Spatz, gehe ich auseinander wie ein Hefeteig. Ich traue mich kaum noch auf die Waage. Meine Mutter sagt, dass viele Mädchen in unserem Alter ein wenig mollig werden, aber das tröstet mich auch nicht. Ganz im Gegenteil. Mollig finde ich so oder so ätzend. Allein das Wort ist schon eine Zumutung!«

»Ich weiß genau, was du meinst«, pflichtete Kerstin ihr bei. »Ich habe in den letzten Monaten auch ganz schön zugelegt und esse nicht anders als sonst. Max hat letztens sogar was von barocken Formen und Rubens gequasselt. Als Kompliment habe ich das nicht gerade aufgefasst.«

Ich hatte keine Ahnung, was Britta und Kerstin über die Essgewohnheiten von Spatzen wussten, aber ich war mir ziemlich sicher, dass sie beim Vergleich mit ihren Mahlzeiten einen anderen Vogel im Sinn hatten als ich. Ich kannte keine Spatzen, jedenfalls keine einheimischen, die regelmäßig große Portionen Pommes rot-weiß aßen und zwei Stücke Schoko-Sahne-Torte für einen kleinen Snack hielten. Doch davon abgesehen – Max, seit einem halben Jahr Kerstins fester Freund, lag mit seinem Rubensvergleich durchaus richtig: Kerstin war üppig und sehr weiblich gebaut – na und? Sie sah hinreißend aus mit ihrer roten Mähne und den langen, kräftigen Beinen.

»Und Tim findet das garantiert auch«, fuhr Britta einen Moment später mit Grabesstimme fort. »Jedenfalls hatte ich das Gefühl, dass er mir heute in der großen Pause alles andere als begeistert auf die Hüften gestarrt hat. Ihr wisst schon – sein Blick war eher ... hm ...«

»Skeptisch und gleichzeitig ein wenig vorwurfsvoll?« schlug Kerstin vor und inhalierte tief.

»Genau so!«

Tim war Brittas neuester Schwarm – ein pickliger, magerer Junge aus unserem Jahrgang, der meiner Ansicht nach immer skeptisch und vorwurfsvoll aus der Wäsche guckte, weil ihm das Leben an sich und die Frauen im besonderen nicht ganz geheuer schienen, aber ich schätzte, dass Britta dieses Argument nicht überzeugt hätte. Wahrscheinlich wollte sie es noch nicht einmal hören.

»Ich finde, der sollte sich lieber um seine Pickel kümmern, statt um die Hüften anderer Leute«, warf ich vorsichtig ein, erntete aber nur empörte Blicke.

»Dafür kann er schließlich nichts«, entgegnete Britta mit vorgerecktem Kinn. »Und ich finde es ziemlich gemein von dir, ihn so niederzumachen. Nur weil du ihn nicht magst.«

»Das finde ich auch«, echote Kerstin. »Der Typ ist nämlich echt in Ordnung.«

»Ach? Und Britta wegen ihrer Hüften nicht? Und du gehst demnächst in Sack und Asche, weil du als Barockweib entlarvt worden bist? Klasse!«

Paula lachte, und ich grinste verlegen, während Kerstin den Kopf schüttelte und Britta ihre dunklen Augen zu schmalen Schlitzen zusammenzog. Dann wandte sie den Kopf zur Seite und starrte Paula finster an.

»Du kannst das sowieso nicht beurteilen!« schnauzte sie Paula an, dass ich zusammenzuckte – sie konnte es auf den Tod nicht ausstehen, wenn Paula sich über sie amüsierte. Dabei spielte es offenbar auch keine Rolle, dass ich den Spruch von mir gegeben hatte. »Du bist schlank. Was weißt du schon von Hüftspeck und kneifenden Hosen?«

Paula lächelte. »Mehr als du denkst.«

»Nicht doch!«

»Ich habe im Verlauf des letzten halben Jahres etliche Kilo abgenommen, die mich gestört haben«, gab Paula in ruhigem Tonfall zurück.

Britta und Kerstin begutachteten Paula mit prüfenden Blicken. In dem locker sitzenden Pullover war die Veränderung nicht auf Anhieb zu erkennen, aber mir war letztens beim Sportunterricht aufgefallen, dass Paula schmaler geworden war. Doch ich hatte sie nicht darauf angesprochen.

»Stimmt«, entgegnete Kerstin. »Jetzt, wo du es sagst ...«

Britta verzog den Mund. »Na ja, ich finde, es fällt kaum auf. Du warst ja vorher auch nicht gerade ein Schwergewicht.«

»Danke für das Kompliment.«

Dazu schwieg Britta. Sie machte Paula selten Komplimente.

»Und wie hast du das angestellt?« hakte Kerstin nach.

Mittlerweile waren wir an der Bushaltestelle angekommen. Ein frischer, schon leicht herbstlich riechender Wind blies uns um die Ohren, und ich verkroch mich tiefer in meine Kapuzenjacke.

»Na, ganz einfach«, gab Paula zurück. »Ich habe Diät gehalten. Anders funktioniert es nicht.«

»Ach, wie originell! Nur bei den meisten klappt das doch sowieso nicht«, knurrte Britta. »Da quält man sich vier Wochen mit irgendwelchen geschmacklosen und kalorienarmen Mahlzeiten herum, nimmt ein paar Pfund ab, hat aber dafür ständig schlechte Laune und Alpträume. Und kaum isst man einige Tage wieder halbwegs normal, ist alles für die Katz.« Sie tippte sich an die Stirn.

Kerstin runzelte die Augenbrauen. »Ja, das kenne ich auch.«

Paula schüttelte energisch den Kopf. »Aber nein. Wenn man es richtig angeht, passiert genau das eben nicht. Man muss seinen Stoffwechsel in Gang bringen und Sachen essen, die sättigen und zufrieden machen. So hat es auch bei mir geklappt.«

Britta grinste. »Schoko-Sahne-Torte macht mich sehr zufrieden. Du kannst dir gar nicht vorstellen, wie sehr.«

»Eben nicht«, gab Paula zurück. »Sonst würdest du ja nicht über deine Hüften jammern.«

»Hört, hört, Frau Schlauberger hat gesprochen.«

Ich warf Britta einen scharfen Blick zu. »Na, was denn – willst du nun einen Tip oder willst du keinen Tip?«

Britta machte den Mund auf und schloss ihn wieder, als Kerstin ihr rasch eine Hand auf die Schulter legte. »Nun hört schon auf mit dem Gestichele. Dahinten kommt unser Bus.«

Britta runzelte die Stirn und murmelte etwas Unverständliches. Kurz darauf stiegen wir ein und schwiegen uns in den nächsten Minuten an. Paula blickte zum Fenster hinaus. Als der Bus an ihrer Haltestelle hielt, lächelte sie mich an und grüßte freundlich in die Runde. »Bis morgen dann, macht's gut.«

Britta nickte ihr kurz zu, Kerstin hob lässig eine Hand. Ich wäre am liebsten mit Paula ausgestiegen und den Rest des Heimweges zu Fuß gegangen. Kaum war der Bus wieder angefahren, sah Britta mich an und brach ihr Schweigen.

»Weißt du was von ihrer tollen Diät?«

Ich schüttelte den Kopf. »Ich habe heute zum ersten Mal davon gehört.«

»Das nehme ich dir nicht ab.«

Ich verdrehte die Augen. »Und warum nicht?«

»Du hältst doch sowieso immer zu ihr.«

»Was für ein Blödsinn!« entgegnete ich unwirsch.

»Das ist überhaupt kein Blödsinn.«

»Du gönnst ihr bloß ihren Erfolg nicht.«

»Wie bitte?«

»Du hast ganz richtig gehört«, entgegnete ich heftig. »Paula nimmt ein paar Pfund ab, und du wirst gleich grün vor Neid, weil du das bislang nicht geschafft hast!«

Britta tippte sich an die Stirn. »So ein Scheiß. Deine Phantasie geht mit dir durch. Und falls du es nicht gemerkt haben solltest – du hältst schon wieder zu ihr.«

»Sag bloß, du wunderst dich darüber. Bei deinem affigen Benehmen ...«

Kerstin fiel mir ins Wort. »Geht das schon wieder los? Ihr spinnt doch alle beide total! Kriegt ihr eure Tage, oder was ist los?«

Britta verschränkte die Arme vor der Brust und kniff die Lippen zusammen. Dann hob sie den Kopf und starrte mich an. »Was Paula kann, kann ich auch. Und was bei ihr Erfolg hatte, wird auch bei mir anschlagen. Das wollen wir doch mal sehen.«

Ich zuckte lässig die Schultern. »Wenn du meinst. Warum nicht? Lass dich bloß nicht aufhalten.«

»Genau«, schaltete Kerstin sich wieder ein. »Und bei mir auch. Wir werden sie einfach noch mal fragen.«

Gute Idee, dachte ich bei mir. Und richtig klasse wäre es, wenn ihr dann auch zuhören würdet. Ich war stolz, dass es mir gelang, die spitze Bemerkung für mich zu behalten.

Wie sich herausstellte, meinten die beiden es tatsächlich ernst. Dieser Tim musste es Britta ganz schön angetan haben, und Kerstin war ohnehin immer mit von der Partie. Schon am nächsten Tag, als wir in der großen Pause zu viert über den Schulhof schlenderten, schnitt Britta das Diätthema erneut an, und Paula reagierte nicht im mindesten verschnupft, sondern schlug sofort ein Treffen vor. Wir verabredeten uns drei Tage später nach der Schule bei Kerstin, die eine sturmfreie Bude hatte und außerdem das größte Zimmer. Das behauptete sie jedenfalls – bei Paula zu Hause war bislang noch keine von uns gewesen. Britta war ganz offensichtlich bemüht, sich gut mit Paula zu stellen – so handzahm hatte ich sie schon lange nicht mehr erlebt. Kerstin gab die Gastgeberin, und ich konnte mir ein Grinsen nicht verkneifen, als sie uns Kaffee und Schokoladenkuchen auf einem niedrigen Tisch servierte, vor dem wir im Schneidersitz auf dem Fußboden saßen.

»Ihr wollt also abnehmen?« fragte Paula nach einer halben Stunde, die mit allgemeinem Geplauder vergangen war. Sie trank von ihrem Kaffee und blickte über den Tassenrand von einer zur anderen. Ein winziges Schmunzeln hatte sich in ihren Augenwinkeln festgesetzt. Sie hob die Brauen, als ihr Blick meinen traf. »Da fällt mir ein – was ist eigentlich mit dir? Du siehst nicht aus, als hättest du eine Diät nötig.«

Das hatten die beiden anderen auch schon festgestellt, und ich hatte schlicht geantwortet, dass mich das Thema so oder so interessieren würde, was nicht mal gelogen war. Oder nur zum Teil. Mich interessierte alles, was mit Paula zu tun hatte.

»Man kann ja nie wissen«, antwortete ich beiläufig. »Und zwei, drei Kilo weniger täten mir auch ganz gut.«

In Wahrheit hatte ich mir noch nie Gedanken über mein Gewicht gemacht und erst recht nicht über irgendwelche Diäten. Ich aß, was mir schmeckte, und fühlte mich wohl, so wie ich war.

Dass ich schlank war, verdankte ich wohl einer relativ ausgewogenen Ernährung und der Tatsache, dass ich mich gern und viel bewegte. Paula schien meine Antwort zufriedenzustellen – jedenfalls hakte sie nicht nach, und ich war froh darüber.

»Bei mir darf es ruhig etwas mehr sein«, sagte Britta nun, und sie sah aus, als hätte sie Zahnschmerzen.

»Und wie viel?«

»Mindestens fünf Kilo.«

»Dann nimm dir sieben vor«, sagte Paula.

»Wieso?«

»Ganz einfach – um zwei Kilo Spielraum zu haben, wenn du allmählich wieder etwas mehr isst.«

Kerstin riss entsetzt die Augen auf. »*Etwas* mehr? O Gott, wie meinst du das denn? Müssen wir uns für den Rest unseres Lebens von Möhren und Knäckebrot ernähren?«

Paula lachte ihr ansteckendes Lachen. »Aber nein.«

»Den einen oder anderen Magerquark dürfen wir uns dann zur Feier des Tages noch zusätzlich gönnen, oder was?« befürchtete Britta.

Paula schüttelte den Kopf. »So schlimm ist es wirklich nicht. Nur über eines müsst ihr euch klar sein – ohne die Veränderung eurer Essgewohnheiten geht gar nichts, und zwar nicht nur für vier Wochen. Es gibt keine Wunderpillen, die ihr einnehmt, und dann purzeln die Pfunde, obwohl ihr weiter lustig drauflos futtert und niemals ein Hungergefühl spürt. Ihr werdet weniger Kalorien zu euch nehmen und anders essen und euch mehr bewegen. Das ist die Devise – so einfach wie wirksam.«

»Neeeiiin!« quietschte Kerstin, und ihre roten Haare flogen von einer Schulter zur anderen, so energisch schüttelte sie den Kopf. »Nicht das auch noch! Wenn du denkst, dass ich ab sofort jeden Tag durch den Park renne oder mich im Fitneßstudio quäle – vergiss es am besten gleich wieder! Ich bin sportlich eine Null und werde es immer bleiben, damit muss ich mich einfach abfinden.

Frag Rieke, wir hatten im letzten Semester gemeinsam Badminton. Sie hat sich für mich in Grund und Boden geschämt.«

Es blieb mir nichts anderes übrig, als das zu bestätigen. Kerstin hatte den Badmintonschläger meist wie eine Bratpfanne geschwungen und sich ähnlich reaktionsschnell bewegt wie ein satter Koalabär, aber Paula war damit nicht zu erschüttern.

»Es gibt keine sportlichen Nullen. Irgendwas wirst du finden, womit du halbwegs klarkommst, und das steht dann mindestens viermal die Woche auf dem Programm. Meinetwegen geh spazieren – aber in einem flotten Tempo, für gut eine Stunde, es darf auch mehr sein. Außerdem: Es ist dein Körper, nicht meiner.«

Kerstin schluckte, als hätte sie einen Tennisball im Hals, und schaute Britta an, die ihrerseits ein wenig blass um die Nase geworden war. Ich wurde den Eindruck nicht los, dass sie sich ihre angekündigte Lebensänderung ein wenig anders vorgestellt hatte. Doch auch das schien Paula nicht sonderlich zu schmerzen.

»Und weiter?« mischte ich mich schließlich ein. »Lass uns mal Nägel mit Köpfen machen. Was gibt es denn nun zu essen, nachdem wir stundenlang Turnhallen und Parks unsicher gemacht haben und endlich völlig entkräftet zu Hause angekommen sind?«

»So wenig Fett wie möglich, keinen Zucker, ausgewogene Kohlenhydrate, Vitamine, Ballaststoffe«, spulte Paula herunter.

»Klasse, nun weiß ich Bescheid«, murrte Britta und schaute Kerstin an, die ähnlich fragend in die Runde blickte.

»Ein oder zwei Pfund von all dem?« schloss ich mich den beiden an. Sie taten mir fast ein wenig leid. »Du musst schon etwas deutlicher werden.«

Den Gefallen tat uns Paula. Fast fünfzehn Minuten lang dozierte sie über die Zusammensetzung von Nahrungsmitteln, Stoffwechselträgheit, Kalorienverbrauch, Fettverbrennung und die vielen Möglichkeiten, dem Hunger ein Schnippchen zu schlagen. Ich schaltete bereits nach fünf Minuten ab, streckte mich der Länge nach auf dem Teppich aus, rollte mich auf die Seite und betrachtete Paula. Das Thema lag ihr. Nicht nur dass sie diese ganzen Details im Kopf hatte und uns so mühelos und anschaulich präsentieren konnte, als hätte sie sich ihr Leben lang mit nichts anderem beschäftigt, sie begeisterte sich förmlich dafür. Es war ihr Steckenpferd. Ihre Wangen röteten sich, während Kerstin und Britta ihr aufmerksam und mucksmäuschenstill zuhörten.

»Tja, soweit dieser kleine Überblick«, schloss Paula ihren Vortrag schließlich ab.

»Du hast echt was auf dem Kasten«, bemerkte Kerstin nach einer kleinen Pause bewundernd, und sogar Britta ließ sich zu einem zustimmenden Nicken herab. »Das hast du dir alles angelesen, als du deine Diät gemacht hast?«

»Ja – das Thema hat mich einfach interessiert.«

Britta biss sich auf die Unterlippe. »Das merkt man, aber davon mal abgesehen: So sensationell neu ist das ja alles nicht. Mir kommt jedenfalls das meiste ziemlich bekannt vor«, sagte sie. »Kann man wahrscheinlich in jeder zweiten Zeitschrift nachlesen.«

Paula nickte. »Anzunehmen. Ich habe doch gesagt: Wunderpillen gibt es nicht, und es ist nun mal eine Binsenweisheit, dass Fett fett macht, insbesondere in Kombination mit zu wenig Bewegung«, erwiderte sie geduldig. »Das einzig wirksame Zaubermittel, das ich kenne, ist die richtige Motivation. Ihr müsst immer euer Ziel vor Augen haben, dann ist das Überlisten des Hungergefühls ein Kinderspiel.«

»Zum Beispiel die kleinere Hose oder ein Typ, der einem gefällt?« fragte Kerstin.

»Dabei sollte es nicht bleiben. Stellt euch zum Beispiel das tolle Gefühl vor, wenn ihr ein bestimmtes Gewicht erreicht habt. Malt euch aus, wie es sich anfühlt, wenn ihr eure schlanke Silhouette im Spiegel betrachtet, oder wenn die bewundernden Blicke der anderen über euch gleiten. Wie befriedigend es ist, mit einem flachen Bauch schlafen zu gehen und nicht mit einem prall gefüllten – lass ihn doch knurren, dafür sind dann am nächsten Morgen wieder zweihundert Gramm weg. So fühlt sich Erfolg an.« Paulas Augen funkelten.

Kerstin lachte und schlug sich auf die Oberschenkel. »Klasse! Du bist ja ein richtiges Verkaufstalent. Wenn du uns das jede Woche in dieser Weise herunterbetest, bleibe ich bestimmt bei der Stange.« Sie fand allmählich Geschmack an der Sache.

»Das könnte ich mir auch vorstellen«, fügte Britta verblüfft hinzu. »Du solltest eine Partei gründen.«

Soviel stand fest – ich würde sie sofort wählen. Paula trank ihren Kaffee aus und schaute mich von der Seite an. Ich richtete mich auf und machte ein ernstes Gesicht.

»DHK«, schlug ich vor. »Die Hungerkünstlerinnen. Präambel: Iss niemals, bevor du nicht weißt, wie du die Kalorien wieder los wirst!«

Kerstin und Britta bogen sich vor Lachen.

»Parteien sind nicht meine Welt«, erklärte Paula und verzog kaum eine Miene. »Aber wie wäre es mit einer Art Club? Wir treffen uns einmal in der Woche, wiegen uns, wie es die Weight Watchers tun, stellen Essens- und Sportpläne auf und besprechen eventuelle Probleme.«

»Und du motivierst uns«, fügte Britta hinzu.

»Ich tue mein Bestes.«

Damit war der Club gegründet. Ich zweifelte nicht einen Augenblick daran, dass er ein voller Erfolg werden würde.

3

Der Teig war gut aufgegangen. Der säuerliche Geruch der Hefe stieg mir in die Nase, als ich das Tuch von der Schüssel nahm und tief einatmete. Ich kochte mir einen Kaffee und schäumte Milch auf. Nach zwei, drei Schlucken schob ich die Tasse beiseite und begann den Teig zu kneten. Ich hatte nicht besonders gut geschlafen. Vielleicht wäre es doch besser gewesen, wenn ich den Anruf bei Paula noch am Abend zuvor erledigt hätte. Dann würde ich jetzt bereits wissen, woran ich war. Ob Paula wirklich zickig und griesgrämig oder gar arrogant geworden war oder bei der Begegnung mit Britta lediglich einen schlechten Tag gehabt und meinen Anruf selbstverständlich begeistert aufgenommen hatte. Was mir zweifelsohne das liebste gewesen wäre.

Glücklicherweise wurde es ein hektischer Tag, an dem ich meine gesamte Aufmerksamkeit benötigte. Maren konnte nur zwei Stunden arbeiten, da ihre Kleine krank war, und Chris musste für eine Prüfung lernen. So war ich die meiste Zeit allein und hatte alle Hände voll zu tun. In der Küche stapelte sich das Geschirr, an einem Tisch trommelte ein Gast schon fünf Minuten ungeduldig mit dem Schlüssel auf die Tischkante, und ich kam kaum mit dem Auffüllen der Ware nach. Vor Jahren hatte ich mal eine Chefin gehabt, die um so ruhiger wurde, je mehr Andrang herrschte, und unvorhergesehene Zwischenfälle, die andere an den Rand eines Nervenzusammenbruchs gebracht hätten, zauberten ihr ein seliges Lächeln aufs Gesicht und ließen sie zur Höchstform auflaufen. Sie arbeitete schnell und zugleich hochkonzentriert, löste Probleme im Handumdrehen, war freundlich zu jedem noch so ungnädigen Gast, und bei all dem hatte man das Gefühl, dass sie in ihrer Arbeit aufging. Anfangs hatte ich sie im Verdacht gehabt, heimlich irgendwelche Beruhigungspillen zu schlucken oder regelmäßig in einer stillen Ecke ein Friedenspfeifchen zu rauchen; als wir uns dann besser kennenlernten, wurde mir klar, dass ich völlig falsch gelegen hatte. Sie war einfach ein Naturtalent, und so gelassen und souverän wie sie würde ich wahrscheinlich niemals arbeiten können. Doch als ich an diesem Samstag nach oben in die Wohnung ging, war ich nicht nur müde und geschafft, sondern auch zufrieden mit mir. Ich hatte meine

Sache unter den gegebenen Umständen ziemlich gut gemacht, und über die Kasse konnte ich mich auch freuen.

Der Anrufbeantworter blinkte. Tamara, dachte ich und lag richtig mit meiner Vermutung. Meine Tochter ließ ein kurzes »Hi« ertönen, worauf eine beinahe noch kürzere Erklärung folgte, warum sie sich auch an diesem Wochenende nicht sehen lassen könne. Dann eben nicht. Der zweite Anrufer war mein Vater, der, wie er eingangs bemerkte, nur mal hören wollte, ob alles in Ordnung sei und wann ich denn mal wieder auf ein Stündchen vorbeikommen würde. Mein letzter Besuch läge ja schon mehrere Wochen zurück. Und so weiter und so fort. Ich verdrehte die Augen und lachte dann leise. Das kam mir irgendwie bekannt vor.

Ich ließ mir ein heißes Bad ein und verschwand für eine halbe Stunde in einer Wolke aus apfelsinenrotem Schaum. Nach einem kurzen Nickerchen gab es keine Ausflüchte mehr. Ich holte die Visitenkarte, die Britta mir gegeben hatte, atmete zweimal tief durch und wählte dann die Nummer. Wenn ein Anrufbeantworter dran ist, lege ich sofort wieder auf, dachte ich, und im gleichen Augenblick hörte ich Paulas Stimme, die sich nur mit einem schlichten »Hallo?« meldete.

»Ja, auch hallo«, antwortete ich. »Hier spricht Rieke. Ich hoffe, ich störe dich nicht.«

»Rieke? *Die* Rieke?« fragte Paula nach einer kleinen Pause, in der mein Mund noch trockener wurde, als er ohnehin schon war.

»Ich weiß natürlich nicht, wie viele Riekes du sonst noch so kennst, aber ich bin die aus der Schule«, gab ich betont munter zurück. »Britta hat mir von eurer Begegnung erzählt und mir deine Visitenkarte gegeben. Tja, und da dachte ich, versuch es doch einfach mal.« Blöder Satz, fügte ich in Gedanken hinzu. Geistlos und abgedroschen. Als hätte ich vorher nicht eine einzige Sekunde über das Gespräch nachgedacht. Oder aber viel zu lange.

»Ja, klar«, sagte Paula. »Warum auch nicht?«

Das war auch nicht gerade eine Antwort, die vor Einfallsreichtum nur so sprühte, doch dieser Umstand tröstete mich nur kurz. Nach diesem unzweifelhaft zähen Beginn unseres Telefonats wollte ich so schnell wie möglich herausbekommen, ob Paula nur unsicher und überrascht war oder mich genauso schnell loswerden wollte wie vor einigen Tagen Britta.

»Wenn dir mein Anruf ungelegen kommt, sag es bitte«, fuhr ich in lockerem Ton fort. »Es ist überhaupt kein Problem für mich, wenn wir uns sofort wieder mit einem netten Gruß verabschieden und das Telefonat einfach streichen.« Das war schlicht eine Lüge.

Einen Moment blieb es still in der Leitung. Dann hörte ich Paulas Lachen. Ihr typisches Lachen – vielleicht ein wenig rauher als damals und wesentlich leiser, aber dennoch unverkennbar.

»Lass mich raten: Britta hat dir erzählt, dass ich ... na ja ... nicht gerade herzlich war?«

»Wenn ich ehrlich sein soll – so was in der Art hat sie tatsächlich angedeutet.«

»Nun, ihre Einschätzung dürfte in etwa zutreffen«, gab Paula zu. »Sie stand plötzlich vor mir, und ich konnte ihre Fragen gar nicht so schnell beantworten, wie sie sie mir stellte. Und mir war auch gar nicht danach.«

»Kann ich verstehen. Das heißt – ich weiß, was du meinst. Britta schießt manchmal ein wenig übers Ziel hinaus.«

»Ach ja, immer noch.«

Einen Moment blieb es still. Warum hast du dich damals einfach nicht mehr gemeldet? dachte ich plötzlich, sprach es aber natürlich nicht aus.

»Geht es dir gut, Paula?« fragte ich statt dessen.

»Ja, fast prächtig, könnte man sagen. Der Umzug nach Berlin hätte nicht unbedingt sein müssen, nicht nur weil ich Umzüge fürchterlich finde – ich vermisse Frankfurt. Aber meine neue Aufgabe ist toll. Ich denke, dafür lohnt es sich schon, ein paar Unannehmlichkeiten in Kauf zu nehmen.«

»Britta erzählte, dass du dick im Werbegeschäft bist.«

»Kann man so sagen.«

Nach weiteren fünf Minuten, die wir mit leichtem Geplauder verbrachten, beschloss ich, konkret zu werden, bevor die Unterhaltung ins Stocken geriet.

»Britta, Kerstin, du und ich – wir waren damals viel zusammen«, hob ich an. »Und wir würden dich gerne wiedersehen. Hast du Lust auf ein Treffen zu viert? So ganz locker im alten Kreis zusammensitzen und ein bisschen plaudern ... Was hältst du davon?«

Paula räusperte sich. Sie hatte wahrscheinlich längst mit dieser Frage gerechnet. »Um ehrlich zu sein, Rieke, mir ist eigentlich gar nicht nach dieser Klassentreffenromantik, wie Britta sie ausgemalt hat: die Erfolge der letzten zwanzig Jahre herunterbeten, Fotos der Lieben herumzeigen, das Aufwärmen alter Geschichten ...«

»Es ist nur ein Vorschlag«, unterbrach ich sie. »Du kannst ihn annehmen, du kannst ihn aber natürlich auch ablehnen.«

Warum sträubt sie sich, als hätte es nie eine Freundschaft gegeben, die es wert war, vielleicht nicht unbedingt aufgewärmt – das klang viel zu muffig und abgestanden –, aber doch in irgendeiner Weise gewürdigt zu werden? dachte ich grimmig. Oder erfreute allein ich mich an irgendwelchen rosaroten Erinnerungen, die nur mir wichtig waren? Und mich plötzlich sehr beschäftigten.

»Ich weiß«, sagte Paula zögernd. »Komisch, es fällt mir schwer, dir einen Korb zu geben. Hätte Britta mich angerufen ...«

Auf einmal kicherten wir beide, und ich dachte: wieso eigentlich komisch?

»Wie hattet ihr euch das denn gedacht?« fragte sie schließlich.

»Wir könnten uns entweder unter der Woche abends zu einem Gläschen in meinem Bistro treffen oder aber am Sonntag im Laufe des Tages, da ist der Laden zu«, erläuterte ich eifrig.

»Was heißt das – in deinem Bistro? Deine Stammkneipe?«

»Nein, ich habe einen eigenen Laden – ein gutgehendes Frühstückslokal mit Schwerpunkt auf Biokost und selbstgebackenem Brot, naturbelassenen Lebensmitteln und so weiter. Ich habe es vor gut acht Jahren eröffnet.«

»Ach? Das ist ja ein Ding.«

Sie wirkte erstaunt und nicht gerade hellauf begeistert. Für einen Moment fühlte ich mich unangenehm an die Reaktion meiner Eltern, insbesondere meiner Mutter erinnert, die meine beruflichen Pläne seinerzeit fast ein wenig naserümpfend aufgenommen hatten und bis heute nicht den Eindruck erweckten, dass sie meinen Werdegang für sonderlich erstrebenswert erachteten. Ich überspielte die Situation, indem ich Paula anbot, sich zwei, drei Termine zu überlegen und mich zurückzurufen. Ich würde dann die restliche Organisation übernehmen.

»Ja, das ist eine gute Idee. Ich muss im Büro erst mal meinen Terminkalender durchsehen«, erwiderte sie. »Der ist nämlich dicht. Wir sind mitten in einem neuen Projekt. Ich fürchte, unter der Woche gibt es da kaum eine Möglichkeit, zumindest im Moment nicht.«

»Verständlich.«

»Ich melde mich Mitte der Woche bei dir«, fügte sie hinzu.

»Tu das.« Und wenn nicht, dann war es das, dachte ich.

Zwei Minuten später war das Telefonat beendet. Ich hatte keine Lust auf einen Samstagabend auf dem Sofa. Da hatte die Enttäuschung besonders gute Karten, sich tief in mir breitzumachen. Ich hatte aber auch keine Lust, irgendeine Verabredung zu treffen. Also schlüpfte ich in meine besten Jeans und ging ins Kino. Der Film war öde. Das Popcorn fade. Und ich fragte mich, warum ich so enttäuscht war.

Ich hätte sie abwimmeln sollen. So wie Britta letztens. Mal sehen, wie ich nächste Woche dazu stehe. Ich kann immer noch absagen. Obwohl Rieke anders ist – war sie damals schon. Es interessiert mich, warum sie sich als Bistrobesitzerin durchs Leben schlägt, doch andererseits widert es mich an, die alten Geschichten durchzuhecheln. Der Club – du liebe Güte! Die ganze Stadt stinkt nach alten Geschichten. Obwohl sich seit damals so vieles verändert hat, ist sie unverwechselbar mit all ihren Ecken und Kanten. Gerüchen. Und sie wird allmählich großkotzig. Vor drei Tagen war ich auf dem Friedhof. Ganz allein. Stand vor diesem Stein und der gepflegten Grabstätte. In schnörkeliger Schrift gemeißelte Zahlen und Buchstaben. Zu jung, denkt man sofort, viel zu jung, ein Kind, wie furchtbar. Kinder dürfen nicht sterben. Das verwinden die Eltern nie. So lange sie leben, schwebt über allem der Tod ihres Kindes. Auch wenn noch ein anderes, lebendes da ist. Man sieht, dass das Grab regelmäßig gepflegt wird. Wahrscheinlich täglich. Mama ist da ganz ordentlich. Deinen Ordnungssinn, Paula, den hast du von mir, hat sie letztens gesagt, als ich da war – einige Tage nach dem Umzug. Es klang stolz. Na bitte. Es hat mir noch nie Mühe bereitet, ordentlich zu sein. Unordnung macht mich nervös, stresst mich, und ich bin heilfroh, dass schon fast alle Kisten ausgepackt sind. Ich kann nicht verstehen, dass manche Leute noch nach Monaten Kisten herumstehen haben. Es stört sie nicht. Merkwürdig. Irgendwann haben sie Muße oder suchen etwas und packen dann den Rest aus. Muße. Was für ein Wort.

Kim ruft alle zwei Tage kurz nach neun an. Ich kann die Uhr danach stellen. Ein richtig gutes Gefühl. Ich gehe ans Telefon und weiß schon vorher, dass sie es ist. Die Jobsuche in Berlin gestaltet sich schwieriger, als wir beide angenommen haben. Wird wohl noch eine Weile dauern, bis auch sie ihre Zelte in Frankfurt abbrechen kann, aber wir sind beide optimistisch, auch wenn es wirtschaftlich noch so schlecht aussieht und alle jammern und klagen – die Leute, die sich einen Sportwagen leisten können, wird es immer geben. Und darum wird es auch immer Jobs für gute Sportwagenverkäuferinnen geben. Kim ist ziemlich gut. Bis dahin führen wir eben eine Wochenendbeziehung. Ich denke, ich habe keine Probleme damit. Der Job nimmt mich ganz in Anspruch. Dann noch Sport und ein wenig Kultur und das war es auch schon. Alle Zeit verplant.

Gewicht stabil.

4

Ich hatte kalte Hände. Kalt und zugleich verschwitzt. Kerstin und Britta halfen mir beim Tischdecken, und ich summte einen albernen Schlager vor mich hin, während ich immer wieder auf die Uhr schaute. In gut einer Stunde erwarteten wir Paula. Dabei hätte ich gewettet, dass sie sich nicht mehr melden würde. Sang- und klanglos wieder in der Versenkung verschwinden würde – so wie damals. Aber sie hatte wie vereinbart zurückgerufen und zu meiner Überraschung sofort den übernächsten Sonntagmittag als Termin für unser Frauentreffen vorgeschlagen. Bloß keine Umstände, war ihre Antwort gewesen, als ich sie nach einem Lieblingsgericht befragt hatte. Nun servierte ich eine Käse- und Salatplatte, etwas Fisch, verschiedene Brotsorten, und ich hatte einen Wiener Apfelstrudel vorbereitet, der im Ofen war und mit seinem Duft Britta, wie sie sagte, schier um den Verstand brachte. Dazu braucht es manchmal nicht viel, dachte ich und sah zu Kerstin hinüber, die mir zuzwinkerte, als hätte sie meinen Gedanken erraten. Kerstin schwebte immer noch auf einer rosaroten Wolke dahin und war fast schon aufdringlich gut gelaunt. Doch ich gönnte es ihr. Die Fehlgeburt vor einigen Jahren hatte sie vollkommen aus der Bahn geworfen, was wiederum ihrer Ehe den Rest gegeben hatte.

Um kurz vor eins ging ich in die Küche, um mir die Hände zu waschen. Kaum war ich durch die Schwingtür verschwunden, hörte ich das Klingeln und gleich darauf Kerstins und Brittas Stimmen. Dazwischen dann Paulas. Schritte, Begrüßungsfloskeln. *Hallo, na endlich, toll siehst du aus, komm rein, Rieke ist gleich da.* Ich trocknete mir die Hände ab und ging ins Lokal zurück.

Britta hatte mit ihrer Beschreibung nicht übertrieben: Paula sah phantastisch aus. Sie trug elegante Designerjeans, die wahrscheinlich teurer gewesen waren als mein erster Wagen, dazu eine weich fließende weiße Bluse und eine kurze dunkelblaue Weste. Ihr Haar war kurz und füllig wie damals, das Gesicht sehr schmal. Ich spürte, dass ich rot wurde, als sie mich anlächelte. Die kleinen Fältchen in den Augenwinkeln standen ihr gut und gaben ihr etwas Verschmitztes. Ich ergriff ihre ausgestreckte Hand. »Schön, dass du gekommen bist. Ich freue mich sehr.«

Mit der anderen Hand wies ich auf den gedeckten Tisch. »Na, kommt, setzen wir uns.«

Als wir unsere Plätze eingenommen hatten, entstand für einen Moment verlegene Stille. Alle schauten Paula an.

»Ich bin schwer beeindruckt«, sagte Kerstin schließlich. »Britta hat erzählt, dass du in der Werbebranche bist und richtig Karriere machst. Da denkt man nun, in einer zunehmend bedeutenderen Metropole zu leben, und dann steht eine alte Schulfreundin aus Frankfurt vor der Tür, und schon fühle ich mich wie ein Provinzhäschen!«

»Das liegt wohl weniger an Frankfurt – Karriere hätte sie doch auch hier machen können«, gab Britta zu bedenken.

»Berlin ist nicht für jeden das richtige Pflaster«, sagte Paula.

Ich stand auf und schenkte Tee und Kaffee ein. Kerstin und Britta nahmen sich Käse und Brot. Paula entschied sich für den Ruccola-Champignon-Salat. Was sonst. Sie aß bedächtig und warf mir einen anerkennenden Blick zu.

»Es schmeckt ganz hervorragend«, sagte sie.

»Nun erzähl doch mal«, warf Britta ein. »Was genau machst du denn in der Werbebranche – außer einer Menge Schotter natürlich?«

»Ich bin in meiner Firma für die Neueinführung von Produkten zuständig.«

»Aha«, gab Britta etwas lahm zurück. »Geht es vielleicht ein bisschen konkreter?«

»Klar. Wenn man ein neues Produkt verkaufen möchte, genügt es kaum, es einfach neben hundert andere Produkte der gleichen Art im Regal zu plazieren. Ich muss wissen, wie sich die verwandten Produkte verkaufen, wie ich den Bedarf für das neue Erzeugnis wecke, welche Käuferschichten wie angesprochen werden müssen, was das Ganze kostet und so weiter und so fort. Plakate, Zeitungsinserate, Internetseiten, Werbefilme müssen entwickelt und Kostenanalysen erstellt werden, kurzum: Es ist ein langer Weg und ein Haufen Arbeit, bis der neue Artikel seinen Platz im Regal gefunden hat und du das erste Mal denkst, ach ja, davon hab ich schon gehört, muss ich mal ausprobieren.«

»Und um was für Produkte geht es da?« fragte ich und nahm mir von den Krabben. »Autos, Möbel, Waschmittel, Spielzeug?«

»Meine Firma ist hauptsächlich auf dem Süßwarensektor tätig«, erwiderte Paula.

»Süßwaren?« Britta fing an zu lachen und schlug sich auf die Schenkel. »Ausgerechnet du? Dein Ding ist doch eher der Magerquark. Von wegen: *Ich will so bleiben, wie ich bin.* Weißt du überhaupt, wie eine Praline schmeckt?«

Paula lächelte. »Na klar.«

»Das kann ich mir aber kaum vorstellen.«

»Nun, sagen wir so: Ich muss nicht jeden Tag ein halbes Pfund essen, um zu wissen, wovon ich rede.«

Britta zog die Mundwinkel herunter und den Bauch ein. Kerstin legte ihre Gabel beiseite.

Ich räusperte mich. »Na ja, wenn man Werbung für ein Bestattungsunternehmen macht, muss man ja auch nicht schon mal gestorben sein, oder?« erklärte ich rasch.

Die drei lachten, wie ich gehofft hatte, und Brittas Gesicht glättete sich wieder. Ich animierte sie, von ihrem Berufsschul- und Familienalltag zu erzählen, und die Stimmung lockerte sich allmählich. Nachdem ich den Apfelstrudel angeschnitten und Kerstin von ihrem Liebesglück und ihrem Job als Großhandelskauffrau berichtet hatte, ergriff ich die Gelegenheit beim Schopf.

»Gibt es denn neben deinem Job überhaupt noch Zeit für Privates?« fragte ich Paula.

Sie schlug die Beine übereinander. »Wenig. Doch nach einem typischen Familienleben habe ich mich ohnehin nie gesehnt.«

»Das passt auch gar nicht zu dir«, stellte Britta fest. »Paula als Mutti mit drei kleinen Kindern am Rockzipfel und einem blondgelockten Typen an ihrer Seite? Nee, das kann ich mir nicht vorstellen.«

Ich auch nicht, dachte ich. Ich habe nicht mal Lust, es mir vorzustellen. Paula schob ihren Teller beiseite. Den Strudel hatte sie kaum angerührt.

»Ich wollte noch nie Kinder«, sagte sie. »Das ist einfach nicht meine Welt. Und Männer – na ja.« Sie zog die Schultern hoch.

Britta nickte. »Ich kann mir denken, was du meinst.«

Das bezweifelte ich. Paula lächelte. Dann senkte sie den Kopf und warf einen Blick auf die Uhr. Sonderlich heimisch schien sie sich nicht zu fühlen. Ich schenkte ihr noch mal Kaffee nach.

»Apfelstrudel ist wohl auch nicht dein Ding?« fragte ich. »Magst du vielleicht etwas anderes – Obstkuchen oder ein Eis?«

Paula schüttelte den Kopf. »Nein, nein, lass mal gut sein. Ich bin satt, und mein Magen verträgt nicht allzuviel auf einmal.«

»Wie schön für dich«, sagte Britta. »Ich bin selten satt, und mein Magen verträgt immer ganz viel.« Sie grinste und beugte sich zu Paula vor. »Vielleicht sollten wir – jetzt, wo du wieder da bist – die alten Clubzeiten neu aufleben lassen. Du erstellst die

Diät- und Sportpläne, führst die Gewichtstabellen, liest uns die Leviten, und wir werden alle in Null Komma nichts rank und schlank wie die Tannen. Mein Gott, wie haben wir uns damals diesen ganzen Diätkram reingezogen! Aber es hat geholfen.«

Kerstin lachte und hob den Finger wie in der Schule. »Ich bin mit von der Partie.«

Paula zeigte nur ein winziges Lächeln. Sie nahm ihre Serviette und legte sie über den Apfelstrudel.

»Bei dir hat es ja langfristig gewirkt«, fuhr Britta fort. »Während Kerstin und besonders ich wieder in alte Gewohnheiten zurückgefallen sind und die sogar noch kultiviert haben: Kuchen, Schokolade, Burger und so weiter. Dazu bei mir zwei Schwangerschaften. Da bleibt schon was hängen – im wahrsten Sinne des Wortes.« Sie warf mir einen prüfenden Blick zu, bevor sie Paula erneut ins Auge fasste und mit einer Kopfbewegung auf mich wies. »Wie Rieke inmitten ihres Schlaraffenlandes so schlank bleiben kann, ist mir echt ein Rätsel. Was meinst du als Fachfrau dazu? Spricht nicht vieles dafür, dass es häufig doch die Erbanlagen sind, die uns sündigen lassen und gemeinerweise gleichzeitig dafür sorgen, dass jede Praline sich auf unseren Hüften niederlässt? Oder eben auch nicht?«

Paula lehnte sich zurück. »Das kann man wohl nicht ausschließen. Es gibt ja Leute, die viel essen können, ohne dicker zu werden. Aber in den meisten Fällen stimmt schlicht und ergreifend die Kalorienbilanz nicht.«

»Kalorienbilanz«, wiederholte Britta mit ironischem Unterton und warf Kerstin einen vielsagenden Blick zu. »Hört, hört, da spricht die Expertin! Wie ich schon sagte – wir sollten den Club unbedingt wieder zum Leben erwecken. Dir gelingt es garantiert, mir die Tortensucht auszutreiben.«

Paula hob mit einer raschen Bewegung die Hände. »Lass mal gut sein. Das gehört alles der Vergangenheit an. Die Tortensucht musst du dir schon selbst austreiben.«

»Nun sei doch nicht so ernst! Das warst du damals auch schon. Diszipliniert, ehrgeizig und ernst.«

»Was ist dagegen einzuwenden?«

Es geht schon wieder los, dachte ich. Selbst zwanzig Jahre haben nicht ausgereicht.

»Gar nichts, gar nichts«, beeilte sich Britta zu versichern, nachdem ich ihr einen scharfen Blick zugeworfen hatte. »War doch nur so ein Spruch.«

Kerstin schüttelte den Kopf. »Beruhigt euch, Mädels, das ist doch alles Schnee von gestern. Na los, Paula, erzähl noch ein bisschen von dir! Du kennst doch sicher jede Menge hochinteressanter Schickimicki-Leute.«

Die kannte sie, aber die Stimmung war unwiderruflich dahin, und zehn Minuten später begann Paula ihren Aufbruch einzuläuten. Sie verbarg ihre Unruhe immer weniger, sah mehrfach demonstrativ zur Uhr und erklärte schließlich, dass sie noch jede Menge Papierkram zu erledigen habe und außerdem früh ins Bett wolle. Um halb sechs klingele ihr Wecker. Britta blies die Wangen auf – jetzt werde es doch erst so richtig gemütlich –, Kerstin wollte unbedingt noch mehr über Paulas Leben in Frankfurt wissen, und ich fragte mich, wieso ich mir mit den Vorbereitungen soviel Mühe gegeben hatte. Für Paula hätte es auch genügt, drei bis fünf Salatblätter, eine halbe Kanne Kaffee und ein Stückchen Brot anzurichten. Aber gelernt ist gelernt – ich lächelte und brachte sie zur Tür, nachdem sich Kerstin und insbesondere Britta wortreich verabschiedet hatten. *Schön, dich wiedergesehen zu haben, müssen wir bald noch mal machen, melde dich, alles Gute, halt die Ohren steif, bis dann.* Einen Moment schaute Paula mir in die Augen. Sehen wir uns wieder? fragte ich stumm. Sie gab mir die Hand.

»Tut mir leid«, sagte sie leise.

»Was genau tut dir leid?«

»Ich bin nicht unbedingt der geborene Spaßvogel.«

»Das habe ich auch nicht erwartet.« Was hatte ich denn erwartet?

»Komm gut nach Hause«, fügte ich rasch hinzu.

Sie nickte. »Mach's gut.«

Ich schloss die Tür hinter ihr und hatte nur noch einen Wunsch – Kerstin und Britta so schnell wie möglich loszuwerden. Das letzte, worauf ich im Augenblick Lust hatte, war eine Tratschrunde mit den beiden, in der wir jeden Satz, jede Bemerkung, jedes Mienenspiel von Paula auseinandernehmen und in allen Einzelheiten beleuchten und deuten würden.

Meine Mimik ließ wohl an Deutlichkeit nichts zu wünschen übrig – die beiden verabschiedeten sich kaum eine Viertelstunde, nachdem sie mir beim Abräumen geholfen hatten. Ihre Kommentare zu Paulas Auftreten blieben verhältnismäßig dünn und oberflächlich, was ganz sicher nicht an mangelndem Stoff lag. Wahrscheinlich würden sie anschließend noch irgendwo zwei Stunden zusammensitzen und sich den Mund fusselig reden. Was hatten sie denn auch sonst zu tun? Die eine lief vor ihrer trostlosen Ehe davon, die andere vertrödelte die Zeit bis zum nächsten Treffen mit dem Liebsten. Rieke, du gibst mal wieder das Schandmaul, schimpfte ich mit mir selbst. Und kein besonders zufriedenes.

Ich rechnete nicht damit, Paula noch einmal zu sehen. Sie hatte sich mehr oder weniger zögerlich auf dieses Treffen eingelassen, um uns dann endgültig abzuhaken. Sie lebte in ihrer Welt, wir in unserer, und Berührungspunkte gab es kaum. Die Gräben von damals waren eher noch breiter geworden, wobei es diesmal keine gemeinsamen Interessen gab, die zumindest zeitweise darüber hinwegtäuschen konnten, und die Sympathie, die sie und ich offenbar immer noch füreinander empfanden, reichte nicht aus, um den Kontakt zu vertiefen. Man konnte es auch einfacher ausdrücken: Paula erweckte im Gegensatz zu mir nicht den Eindruck, an einem Wiedersehen interessiert zu sein.

Den restlichen Sonntag verbrachte ich vor dem Fernseher. Wie gut, dass ich kein Pralinen-Fan bin, dachte ich. Sonst würde ich jetzt ungefähr fünfzig Stück verspeisen. Und eine hat schätzungsweise fünfzig Kalorien, es können auch mehr sein. Komisch – selbst das hatte ich nicht vergessen. Nur zusammen mit all den anderen Erinnerungen vergraben.

Der Club der Hungerkünstlerinnen hatte sich einmal in der Woche getroffen – mittwochs, am späten Nachmittag, meistens bei Kerstin oder bei mir. Als allererstes stand das Wiegen auf dem Programm, und wir machten immer ein ziemliches Theater darum. Britta behauptete mit schöner Regelmäßigkeit, dass ihre Klamotten mindestens drei Pfund ausmachen würden, obwohl sie in der Zeit auffällig leichte Kleidung trug, Schminke und Halskette noch gar nicht eingerechnet, und Kerstin war meistens stinksauer, weil sie am langsamsten abnahm. Sie traute sich kaum Luft zu holen, während sie mit allergrößter Vorsicht auf die Waage stieg, als gelte es, auf dünnem Eis zu stehen. Aber immerhin – alle verloren Gewicht, auch ich, obwohl ich gar nicht vorgehabt hatte, mich an irgendwelche Essensvorgaben zu halten. Allenfalls wollte ich so tun, als ob. Hunger und Appetit waren bei mir ganz natürliche körperliche Signale, die von vielen unterschiedlichen Faktoren ausgelöst wurden und meiner Ansicht nach nicht irgendeinem strikten Plan untergeordnet werden konnten. Wenn mittags um zwei Uhr mein Magen knurrte und Spaghetti verlangte, würde mein Körper schon wissen, warum er das einforderte. Wieso sollte dann ein Salat auf dem Plan stehen? Oder Joghurt? Doch die Kalorienzählerei war ansteckend. Ich entdeckte, dass es durchaus lustvoll war, auszutesten, wie diszipliniert ich sein konnte, wie lange ich Mangel ertrug. Meine Hosen begannen lockerer zu sitzen, und Paula nickte anerkennend, wenn sie meine Werte eintrug. Sie selbst war schlank wie nie zuvor. Ich spürte, dass es sie glücklich machte, ohne zu wissen warum. Sie glühte vor Eifer und Tatendrang, lernte, trieb Sport und schien selten eine Auszeit zu benötigen. Ich fand, dass sie allmählich zu dünn wurde, aber Paula winkte ab, als ich ihr das sagte. Sie fühle sich wohl so, behauptete sie, und ihr Standardsatz war: Lieber drei Kilo zu wenig als eins zuviel.

Britta hungerte sich sechs Kilo herunter, und sie tat es mit zusammengebissenen Zähnen. Sie war abwechselnd wütend, weil es Paula offenbar so leicht fiel, kontrolliert zu essen, während sie selbst darunter litt, und hellauf begeistert, weil der Erfolg auch bei ihr immer deutlicher zu sehen war. Kerstins barocke Formen verloren nur allmählich ihr Volumen, weil sie sich um die Sporteinheiten drückte und nicht immer einsehen wollte, dass unter diesen Umständen ein Apfel als Betthupferl geeigneter war als ein Riegel Schokolade, doch die Veränderung war auch bei ihr unübersehbar.

Kurz vor dem Abitur löste der Club sich auf. Paula meinte, dass nun jede für sich klarkommen müsse und in Kürze ja ohnehin mit den Treffen Schluss sei. Sie sagte das, ohne dass ich bei ihr eine Gefühlsregung feststellen konnte. Einfach so. Kerstin und Britta stimmten zu – es gebe ja ohnehin jetzt so viel für die Prüfungen zu büffeln, und abgenommen hätten wir genug. Ich schwieg. Es gab nichts, was ich dagegen hätte einwenden können. Oder sollte ich etwa sagen, dass ich Paula vermissen würde und dass wir ja auch etwas anderes zusammen machen könnten – zum Beispiel in die Sterne gucken oder spazierengehen oder reden oder schweigen? Ich zog die Schultern hoch und nahm mir von da an für die Mittwochnachmittage besonders viel vor.

Auf unserer Abi-Feier waren wir alle mehr oder weniger angetrunken, nur Paula nicht. Zu vorgerückter Stunde tanzte sie mit mir, und ich war heilfroh, dass der Sekt mich leicht und beschwingt machte, und zugleich bedauerte ich, diese wunderbaren Augenblicke nur leicht benebelt mitzubekommen. Mein Herz klopfte ungestüm, und ich machte irgendeinen Witz, als sie meine Taille umfasste und mich drehte. Nicht loslassen, dachte ich, bitte nicht. Morgen ist alles vorbei – morgen sind wir keine Schülerinnen mehr, und der Club der Hungerkünstlerinnen ist abgeschafft. Wir sind erwachsen, jede geht ihrer Wege, und du wirst dich bald nicht mehr an mich erinnern.

Paulas Tagebuch

Haben wir uns damals wirklich jede Woche getroffen? Britta wird noch mal an ihrem Neid ersticken! Wie hat sie gelitten seinerzeit. Während ich bereits geübt darin war, den Hunger durch kühle Missachtung zu besiegen, ist sie ständig vor ihm zu Kreuze gekrochen und hat ihm so viel Raum zugebilligt, dass es nur eine Frage der Zeit war, wann er ihr wieder eine Niederlage nach der anderen bereiten würde. Natürlich ist sie wieder dick. Kerstin auch. Nur Rieke hat sich gut gehalten. Sie hat manchmal so einen bekümmerten Gesichtsausdruck und merkt das wahrscheinlich nicht mal. Ob sie wohl ahnt, dass ich lesbisch bin?

Das Essen sah hervorragend aus. Ich entwickle Genuss, wenn andere essen. Oder auch Ekel. Beides ist zweckmäßig. Rieke isst mit Appetit, Britta schlingt, Kerstin genießt mehr, als ihr guttut.

Morgen ist der Terminkalender besonders voll – von morgens bis abends Besprechungen und Teamsitzungen. Wie verkauft man einen neuen Schokoriegel? Genuss und Lebensart, fetzige Musik im Hintergrund, unbeschwerte und selbstverständlich superschlanke Jugend? Oder doch die Illusion vom Tröster hervorrufen – Entspannungsrituale, die Auszeit vom Stress? Ich bin noch nicht sicher. Der Markt ist heiß umkämpft, und ich muss mir etwas wirklich Überzeugendes einfallen lassen.

Ich werde morgen spätestens um halb sechs aufstehen, meine Gymnastik machen, dann eine halbe Stunde auf den Ergometer, Dusche, Kaffee, Joghurt, Zeitung überfliegen, um acht ins Büro.

Ich habe von Kim geträumt. Von ihren festen kleinen Brüsten, dem flachen Bauch und den sehnigen Oberschenkeln. Sie hielten mich in der Taille umklammert, und ich konnte Kims Schoß und ihre Stärke spüren. Ich schaute ihr nicht in die Augen, ich hörte ihr Lachen und war ganz für mich.

5

»Vierzig«, sagte Britta, und ihre Stimme klang so überwältigend trostlos, dass ich laut loslachte. »Ich werde vierzig.«

»Ja, meine Güte, nun hast du also eine Vier davor – was ist so schlimm daran? Ist mir in diesem Jahr übrigens auch schon passiert, wenn du dich erinnerst, und stell dir vor, ich habe es überlebt!«

Britta winkte ab. »Bei dir ist das auch was anderes. Du ...«

»Ja?« hakte ich mit hochgezogenen Augenbrauen nach. »Da bin ich ja mal gespannt.«

Sie runzelte die Stirn. »Ich weiß auch nicht. Dir ist das alles irgendwie egal. Du hast das Bistro, deine Tochter ist aus dem Gröbsten heraus, du gehst mit Freundinnen ins Kino oder auch mal ins Theater, und da ist kein Kerl, dem du imponieren willst – jedenfalls nicht so. Also drei Falten mehr oder weniger sind dir einfach schnurz. Na ja ... so in der Art etwa meine ich das.«

»Aha«, gab ich zurück. »Bei mir ist es also egal, ob ich dreißig, vierzig oder sechzig bin und faltig wie ein Wellblechdach, weil da kein Typ ist? Interessante Betrachtungsweise. Ein Grund mehr, die Männer abzuschaffen.«

Britta trank ihren Prosecco aus und stellte das Glas ab. Sie hatte vor der Tür gestanden, als ich gerade schließen wollte. Angeblich brauchte sie ein paar Rezepte für ihre Geburtstagsfeier, die Ende der Woche bei ihr zu Hause stattfinden sollte, obwohl sie überhaupt keine Lust dazu hatte.

»Na ja, du weißt doch, wie ich das meine«, fügte sie hinzu.

Allerdings, dachte ich. Glaubt sie eigentlich wirklich, dass es mir völlig gleichgültig ist, wie ich aussehe und bei den Männern ankomme und dass ich seit Jahren keine vernünftige Beziehung hatte? Ja, davon geht sie aus, und vielleicht ist das auch besser so.

»Warum feierst du überhaupt so groß, wenn dir gar nicht danach zumute ist?« kam ich auf ihren Geburtstag zurück und genehmigte mir ein Glas Weißwein. »Zünd dir eine Kerze an, geh in die Badewanne, stoß mit dir selber an und gönn dir was Nettes.«

»Ach, Bernds Familie nervt schon seit Wochen, und er meint, dass es eine gute Gelegenheit wäre, den Partykeller mal so richtig einzuweihen.«

»Toll!« Ich verdrehte die Augen. »Du wirst in Verzückungsschreie ausbrechen, wenn dir Onkel Kurt beim Wiener Walzer pro Drehung dreimal auf die Zehen steigt und irgendein Neffe, dessen Namen du vergessen hast, dir im Verlaufe des Abends drei Knöpfe an die Backe quatscht; die Omi ist beleidigt, dass sich keiner richtig um sie kümmert; alle sogenannten richtigen Kerle stoßen achtundsechzigmal mit Doornkaat an, und um Mitternacht musst du die besoffene Großtante, die heimlich beim Wettsaufen mitgemacht hat, aus dem Gästeklo schleifen! Ist das dein Ernst? Du lässt dir doch sonst nicht die Butter vom Brot nehmen.«

Britta zog eine mürrische Grimasse. »Jetzt ist es jedenfalls zu spät – Bernd hat bereits herumgetönt. Ich muss wohl oder übel in den sauren Apfel beißen.«

Nach meiner Einschätzung war Britta heilfroh, dass ihr Mann sich überhaupt mit ihrem Geburtstag beschäftigte. Dass er meiner Ansicht nach einen Haufen Gäste einlud, um ja nicht mit seiner Frau allein zu sein, behielt ich lieber für mich.

»Ich brauche dich wohl gar nicht erst zu fragen, ob du Lust hast zu kommen?« fragte Britta einen Moment später in ungewohnt zaghaftem Ton.

Ich zeigte ihr einen Vogel. »Nein, Herzchen, das brauchst du nicht. Deine Familienfeier musst du schon allein über die Bühne bringen. Das will ich mir nun wirklich nicht antun.«

»Das dachte ich mir. Von Kerstin habe ich auch schon einen Korb bekommen. Sie war nur nicht ganz so direkt wie du.«

»Sie hat wahrscheinlich einen Termin vorgeschoben«, mutmaßte ich und lachte, als Britta nickte.

»Klar, und sie hat es sogar geschafft, ein bedauerndes Gesicht zu ziehen.« Sie seufzte. »Na schön, aber was hältst du davon, wenn wir meinen Vierzigsten dann nächste Woche Samstag hier bei dir in einer Frauenrunde nachholen? Nach dem Motto: Wein, Weib und Gesang. Du zauberst diese wunderbaren Pralinen, die ich so liebe, und ein bisschen was zum Dippen, und wir amüsieren uns prächtig.«

»Warum nicht? Du zahlst?«

»Selbstredend.« Britta strich sich eine Haarsträhne hinters Ohr. »Ich habe übrigens auch schon Paula eingeladen.«

Ich stellte das Glas ab, aus dem ich gerade einen genüsslichen Schluck hatte nehmen wollen. »Ernsthaft?«

»Ja, ich habe ihr einen Brief geschrieben – die Adresse war mir von der Visitenkarte noch in Erinnerung. Meinst du, sie kommt?«

Ich atmete tief durch. Ich hätte meinen Monatsgewinn verwettet, dass sie auf keinen Fall kommen würde.

»Unsere letzte Zusammenkunft war nicht gerade ein Highlight«, wandte ich vorsichtig ein. »Ich könnte mir vorstellen, dass sie auf eine Wiederholung nicht sonderlich scharf ist.«

»Kann sein. Aber so ein Geburtstag ist doch was anderes.«

Der Meinung war ich nicht. Warum war es Britta eigentlich so wichtig, dass Paula kam?

»Würdest du mir einen Gefallen tun?« fragte sie.

Mir schwante nichts Gutes. Ich sah sie abwartend an.

»Rufst du sie noch mal an und sagst ihr, dass ich mich wirklich sehr freuen würde?« Sie lächelte schelmisch. »Du würdest dich doch auch freuen, oder etwa nicht?«

Ich zuckte ein wenig zusammen, dann lächelte ich zurück. »Klar würde ich mich freuen, aber sag doch mal, was du dir von dieser Runde versprichst? Sehr entspannt war es schon beim letzten Mal nicht. Wir haben uns doch völlig auseinandergelebt.«

»Ja, das ist schon richtig. Doch ich denke, wenn wir alle ein Gläschen getrunken haben, wird es bestimmt lockerer. Tja, und Paula erinnert mich nun mal an unsere Jugend ... Ich bin da durchaus melancholisch veranlagt.«

Ich war mir sicher, dass es darum nicht ging, oder zumindest nicht allein darum. Außerdem konnte ich mir zwar eine ganze Menge zusammenphantasieren, aber eine Paula, die einige Gläschen mit uns trank und dann in heiterer Stimmung den Abend in vollen Zügen genoss, entzog sich meiner Vorstellungskraft. Ein Tänzchen wie in den guten alten Zeiten? Wohl kaum. Doch wenn ich jetzt weitere Bedenken anbrachte, würde Britta die Idee vielleicht tatsächlich verwerfen, und das wäre mir nun auch wieder nicht recht.

»Hm«, spielte ich die Zögerliche. »Ich kann es ja mal versuchen, aber an deiner Stelle würde ich mir keine großen Hoffnungen machen.«

»Das habe ich mir längst abgewöhnt«, erwiderte Britta trocken. »Das gilt übrigens für alle Bereiche meines Lebens.«

Ich nickte anerkennend. »Wann hast du den Brief abgeschickt?«

»Vor zwei Tagen.«

Ich stutzte. »Sag mal – und darin hast du den übernächsten Samstag bereits als festen Termin angegeben?«

Britta nickte langsam.

»Aber da wusstest du doch noch gar nicht, ob es mir passt.«

Britta schlug sich affektiert die Hand vor den Mund und mimte zwei Schrecksekunden. »Stimmt, jetzt wo du es sagst, fällt es mir natürlich auf! Was für ein Glück aber auch, dass du nichts anderes vorhast. Ein wunderbarer Zufall, nicht?«

»Wie wunderbar für dich, dass ich ein zutiefst gutmütiger Mensch bin«, knurrte ich zurück. Ihre Eigenmächtigkeit ging mir auf die Nerven, allerdings nicht so sehr, dass ich mich genötigt gesehen hätte, ihr gerade in diesem Fall einen Riegel vorzuschieben.

Britta stand auf, schlüpfte in ihre Jacke und nahm ihre Handtasche. Plötzlich hatte sie es sehr eilig. »Rufst du mich an? Danke, du bist ein Schatz!« Sie küsste mich auf die Wange und war im Handumdrehen verschwunden.

Ich schaute ihr einen Moment nach, dann griff ich zum Telefon. Diesmal meldete sich nur Paulas Anrufbeantworter, und ich sagte ein nettes Sprüchlein auf. Sie wird uns eins pfeifen, dachte ich, und sich fragen, ob wir nichts Besseres zu tun haben, als hier im Bistro zusammenzuhocken und die Vergangenheit hochleben zu lassen, während wir uns die Kalorien hinter die Kiemen schieben.

Am nächsten Abend rief sie zurück. Ihre Stimme klang müde.

»Britta wird also vierzig«, sagte sie einleitend. »Und das will sie gebührend mit uns feiern, wie ich ihrem Schreiben entnehme.«

»So ist es.«

Paula seufzte. Ich drückte den Hörer fest ans Ohr.

»Ich kann dieser Feierei überhaupt nichts abgewinnen«, sagte sie leise. »Schon im Job ist es mir ein Greuel, wenn auf dies und das und jenes angestoßen werden muss und Platten mit irgendwelchen fettigen Häppchen herumgereicht werden. Ich drücke mich, wo ich nur kann. Hinzu kommt, dass Britta und ich nicht gerade dicke Freundinnen sind.«

»Es ist wie beim letzten Mal, Paula«, erklärte ich. »Ich bin so was wie eine Vermittlerin. Britta würde sich eben sehr freuen, wenn du auch kämst. Das soll ich dir noch mal ausrichten.«

»Ich mag keinen Alkohol.«

»Ich weiß.«

»Woher weißt du das?«

Ich lachte verlegen. »Ach, damals hast du auch nie was getrunken, und ich dachte mir, dass sich da nichts verändert hat.«

»Du hast ein gutes Gedächtnis.«

»Gehört zu meinem Job.«

»Damals hattest du diesen Job doch noch gar nicht.«

Mir wurde langsam warm. »Stimmt. Aber vielleicht lag er mir da sozusagen schon im Blut.«

»Verstehe.« Sie klang amüsiert. Sehr amüsiert.

Gib dir doch einen Ruck, dachte ich. Ein Glas Sekt wird dich nicht umhauen, und wir sehen uns wieder. Und wenn Britta herumzickt, sag ich ihr ordentlich Bescheid.

Sie seufzte erneut. »Du machst es mir nicht leicht abzusagen.«

»Hab ich nicht vor, nein.«

»Du bist ganz schön hartnäckig.«

»Klar.«

Paula schwieg einen Moment. Ich hörte Papierrascheln und vermutete, dass sie ihren Kalender befragte.

»Eigentlich hatte Kim vor, an dem Wochenende zu kommen«, erklärte sie. »Aber das steht noch nicht hundertprozentig fest. Wenn sie absagt, komme ich zu der Feier, einverstanden?«

Das klang, als müsste ich Kim kennen, aber ich war mir ziemlich sicher, dass sie den Namen bislang nicht erwähnt hatte, und die Art, wie sie ihn aussprach, ließ mich aufhorchen.

»Kim ist meine Freundin in Frankfurt«, fügte Paula hinzu. »Sie will auch nach Berlin umsiedeln, aber das kann noch eine Weile dauern.«

Eine Freundin, mit der man ins Kino ging oder zum Sport, ab und an zum Italiener um die Ecke und mit der man Pullover tauschte und eMail-Adressen, über Männer lästerte und bei der man sich ausheulte, war etwas Feines. Paulas Freundin war sogar bereit, ebenfalls die Stadt zu wechseln – das ließ auf eine besonders innige Freundschaft schließen. Mir wurde noch wärmer, und ich schwieg schon auffällig lange.

»Ja, okay, schön ... Das ist doch ein akzeptabler Vorschlag«, erwiderte ich schließlich ziemlich lahm. Bleib zu Hause, Kim, dachte ich bei mir. Frankfurt ist eine echt tolle Stadt, gerade und ganz besonders an dem betreffenden Wochenende.

»Sie ist mehr als eine Freundin«, erklärte Paula unvermittelt, und ihre Stimme klang, als sei sie über ihre Offenheit mindestens so erstaunt wie ich.

»Das dachte ich mir«, gab ich rasch zurück, um dann ebenso flott das Thema wieder zu wechseln. »Rufst du noch mal an, um endgültig Bescheid zu sagen?«

»Das mache ich. Bis dann, Rieke.«

Ich verabschiedete mich und legte auf. Da hätte ich auch schon eher drauf kommen können, überlegte ich. Andererseits – die Tatsache, dass eine erfolgreiche Frau keinen Partner hatte und nicht mal auf der Suche nach einem zu sein schien, hieß ja noch lange nicht, dass sie lesbisch sein musste. Allerdings war sie schon damals anders gewesen, aber da hätte ich nicht gewagt, einem solchen Gedanken länger nachzuhängen. Kim also. Wahrscheinlich hatte auch sie eine Blitzkarriere hingelegt, war bildschön, langbeinig, ohne einen einzigen Pickel im Gesicht; sie strotzte vermutlich vor Selbstsicherheit, kannte die wirklich wichtigen Leute, wusste immer, was gerade angesagt war ... Ich lauschte in mich hinein. Dann atmete ich tief aus.

Britta hatte sich Nougatpralinen und eine Himbeersahnetorte gewünscht, außerdem verschiedene Kräuterdips, etwas Käse, Fisch und französisches Weißbrot, und ich hatte mir große Mühe gegeben, die kleinen Schlemmereien so unwiderstehlich wie möglich hinzubekommen. Das war mir wohl gelungen. Kerstin probierte gleich nach der Begrüßung eine Praline mit einem Häubchen aus Haselnußschaum und Krokantstreuseln und verdrehte voller Wonne die Augen.

»Vielleicht sollte Paula deine Pralinen mal mit einer schicken

Werbeaktion groß rausbringen – dann bist du eine gemachte Frau«, schlug sie vor, und Britta, die schon etwas eher gekommen war und mir bei den letzten Vorbereitungen geholfen hatte, stimmte ihr zu.

»Na, ich finde, ich bin auch so schon eine gemachte Frau«, wandte ich gespielt beleidigt ein, worauf keine von beiden etwas entgegnete.

Ich zündete die Kerzen an und legte eine CD ein. Es war eine Minute vor acht. Wenige Augenblicke später stand Paula in der Tür – schwarze Seidenhose, orangefarbene Bluse, hervorragend geschminkt, lächelnd. Sie hatte Blumen und ein Buch über Jugendsprache für Britta mitgebracht.

»Damit du immer weißt, was dir deine Berufsschüler an rhetorischen Feinheiten um die Ohren hauen«, sagte sie.

Britta schien sich wirklich zu freuen. Nach allem, was sie über die Feier mit ihrer Familie nebenbei hatte verlauten lassen, war sie genau der Reinfall geworden, den ich befürchtet hatte – mit einem kleinen, aber nicht unwesentlichen Unterschied: nicht die Großtante musste gegen Mitternacht sturzbetrunken vom Gästeklo geschleift werden, sondern Bernd. Britta hatte während ihres kurzen Berichts so mit den Zähnen geknirscht, dass ich um ihre teuren Kronen fürchtete, und das Thema dann kurzerhand vom Tisch gefegt, um sich nicht die Laune zu verderben. Es lag auf der Hand, dass sie diese Episode so schnell wie möglich vergessen und es sich jetzt so richtig gutgehen lassen wollte. Anfänglich schien dem auch nichts im Weg zu stehen. Kerstin, ohnehin meistens eine bewundernswerte Frohnatur, war an diesem Samstagabend besonders guter Laune, was Britta mehrfach mit zweideutigen Bemerkungen über die Qualitäten ihres Liebhabers kommentierte. Paula wirkte unerwartet gelassen, fast aufgeräumt und lächelte häufig. Fast schien es, als würde sie sich wohl fühlen. Britta sprühte nahezu vor Charme, erzählte einen Frauenwitz nach dem anderen, und ich heimste Komplimente für meine lukullischen

Kreationen ein. Allmählich war ich geneigt, diesen zweiten Anlauf unseres Vierertreffens für eine großartige Idee zu halten. Na bitte, dachte ich, als Britta die dritte Flasche Schampus öffnete, so tief sind die Gräben also doch nicht zwischen uns. Für eine Frauenparty reicht es allemal. Der Alkohol stieg mir langsam zu Kopf und erfüllte ihn mit einer angenehm flirrenden Leichtigkeit. Kerstin ließ sich gern von Britta nachschenken, Paula legte jedoch die Hand auf ihr Glas und schüttelte den Kopf.

»Nein, danke, ich habe noch«, sagte sie freundlich.

»Ach, stell dich nicht so an«, gab Britta eifrig zurück. »Trink aus, damit ich nachfüllen kann.«

»Beim nächsten Mal«, erwiderte Paula.

Britta goss ihr eigenes Glas bis obenhin voll, schenkte dann mir nach und blickte Paula erneut auffordernd an, um dann von einem Ohr zum anderen zu grinsen. »So, das ist jetzt das nächste Mal – na komm, trink aus und lass dir nachschenken. Wir stoßen auf meinen Vierzigsten an, auf uns Frauen und unsere uralte und durch nichts zu erschütternde Freundschaft.«

Das war ziemlich dick aufgetragen. Kerstin bemerkte es auch, hielt es jedoch für einen Scherz und kicherte in sich hinein, während ich auf ein amüsiertes Lachen von Paula oder eine abschwächende Bemerkung von Britta wartete. Beides kam nicht, und ich spürte, dass die Stimmung zu kippen begann. Paula schüttelte wieder den Kopf und wies auf ihr noch halbvolles Glas.

»Ich finde den Champagner viel zu gut, als dass ich ihn jetzt einfach so in einem Zug hinunterstürzen möchte. Anstoßen können wir auch so«, meinte sie diplomatisch.

Komm, Britta, lass es gut sein, dachte ich, doch die kümmerte sich nicht um meine stille Aufforderung, sondern atmete mit entnervtem Pusten aus und legte den Kopf schief. »Stell dich doch nicht so zimperlich an! Was ist denn dabei, wenn du dein Glas jetzt gleich in einem Zug leerst und dir von mir nachgießen lässt?«

»Und was ist dabei, wenn du mich in meinem eigenen Tempo trinken lässt?« entgegnete Paula, immer noch freundlich, aber in deutlich kühlerem Ton.

»Hör schon auf, Britta«, mischte sich Kerstin ein. »Es gibt hier genügend Gläser, die du nachfüllen kannst. Wenn Paula nicht so schnell trinken will, ist das doch ...«

»... ja, ja, ihre Sache«, leierte Britta den Satz zu Ende und verschränkte die Arme vor der Brust. »Ich habe aber den Eindruck, dass Paula nicht nur langsam, sondern eher gar nicht trinken will. Zumindest nicht mit uns. Oder – wer weiß, wer weiß – vielleicht lediglich nicht mit mir?«

Ich stellte mein Glas ab und sah Britta mit gerunzelter Stirn an. »Sag mal, was ist denn plötzlich in dich gefahren? Nun bleib mal friedlich!«

Britta zog eine Grimasse. »Ich kann dir sagen, was in mich gefahren ist: Paula nippt nur an ihrem Schampus, ist dir das noch nicht aufgefallen? Wahrscheinlich nicht. Wenn ich es recht bedenke, dürfte mich das eigentlich nicht wundern. Und ebensowenig würde es mich wundern, wenn die Palme hinter ihr demnächst gelbe Blätter bekommt und kläglich eingeht – Paula begießt sie nämlich eifrig mit ihrem Schampus.«

Ich winkte ab. »Ja und? Selbst wenn. Was hast du denn für ein Problem damit? Es ist schließlich meine Palme, und ich finde, du solltest mit dem Gemotze aufhören, bevor die Stimmung vollends den Bach runtergeht.«

»Immer die Beherrschte, nur ja nie gehen lassen«, fuhr Britta fort, ohne meinen Einwand zu beachten, und ihre Stimme wurde zunehmend schärfer. Ihr Mund verzog sich zu einem unschönen Lächeln, und sie warf Paula einen Blick zu, bei dem ich zusammenzuckte. »Beherrscht von Kopf bis Fuß. Nur nicht in die Karten gucken lassen. Du verkaufst dich bestens – aber das hast du schon immer gut gekonnt und in den letzten zwanzig Jahren wohl noch perfektioniert.«

»Du nicht«, antwortete Paula, bevor ich dazwischenfunken konnte. »Du trinkst lieber drei Gläser über den Durst, um dann deinen ganzen Frust unkontrolliert abzulassen.« Sie stand langsam auf. »Aber eines würde mich noch interessieren, bevor ich gehe: Warum hast du mich überhaupt eingeladen?«

Britta sah zu ihr hoch und hob dann ihr Glas. »Ganz einfach: mich interessiert, ob auch deine gestylte Fassade mal Risse bekommt und was sich dahinter verbirgt. Prost.«

»Tatsächlich? Ich würde das etwas anders ausdrücken, direkter und auch ein ganzes Stück deutlicher.« Paula schürzte die Lippen. Sie war der alkoholisierten Britta um ein Vielfaches überlegen, und das wusste sie auch.

»Na, da bin ja mal gespannt.«

Ich war es nicht. Ich schaute zu Kerstin hinüber, die der Auseinandersetzung völlig konsterniert folgte und offenbar nicht wusste, ob es klug war, einzugreifen.

»Ganz einfach«, erklärte Paula. »Neid. Du warst schon immer neidisch auf mich, und irgendein Ausrutscher von mir würde dir große Genugtuung bereiten.«

»Meine Güte, wie arrogant – so toll bist du nun weiß Gott auch wieder nicht. Eine Menge Wind um nichts. Viel Knete, tolle Klamotten, stressiger Job, doch in deinem Leben gibt es ja nicht mal einen Mann.«

Paula nahm ihre Handtasche, die sie über die Stuhllehne gehängt hatte. »Nein, so toll bin ich nicht, und einen Mann gibt es auch nicht. Den wollte ich übrigens nie haben. Aber all das geht dich nun wirklich nichts an. Trink deinen Schampus, iss deine Pralinen, lenk dich mit irgendwelchen Tratschereien von deinem eigenen Leben ab, doch verschon mich damit.«

Britta stand jetzt ebenfalls auf. Sie schwankte leicht. Einen Moment lang tat sie mir fast leid. Ihr Wangen waren mit hektisch roten Flecken übersät, und sie hätte sonst was dafür gegeben, das letzte Wort zu finden, um einigermaßen glimpflich aus diesem Gefecht hervorzugehen, einen letzten Stich zu machen. Den man hinterher entsprechend herausputzen konnte. Es fiel ihr nichts ein. Ich erhob mich langsam, schob sie auf ihren Stuhl zurück und folgte Paula, die bereits auf dem Weg zur Tür war.

»Ich rufe dich an«, sagte sie zu meiner Verblüffung. »Oder ist dir das nicht recht?«

»Doch, natürlich«, gab ich leise zurück. »Vielleicht hätte ich wissen müssen, dass ...«

Paula schüttelte den Kopf, drückte kurz meinen Arm und ging. Als ich an den Tisch zurückkam, war Britta gerade dabei, sich das nächste Glas einzuschenken.

»Es reicht, Britta«, sagte ich. »Wenn du dich besaufen willst, tu das bitte woanders.«

Sie beachtete mich gar nicht, sondern stürzte den Schampus in einem Zug hinunter und blickte mich dann triumphierend an. »Und nun, Herzchen? Willst du mich etwa an die Luft setzen? Deine treue Freundin Britta? Das nehme ich dir nicht ab!«

Treue Freundin? Britta tauchte immer nur dann auf, wenn sie etwas brauchte – Trost, Rat, Zuwendung –, wenn sie Luft ablassen und ihre Worte loswerden wollte. Und in letzter Zeit kam ich häufiger zum Einsatz, weil Kerstin mit ihrem Liebesleben beschäftigt war.

»Ich weiß genau, was du jetzt denkst«, sagte Britta plötzlich leise und mit völlig veränderter Stimme. Dann fummelte sie umständlich nach einem Taschentuch. »Schon okay, du bist mich gleich los.« Sie hievte sich hoch, sah mich noch einmal direkt an. »Eine Frage noch – was findest du an ihr?«

Gute Frage. »Ich mag sie. So einfach ist das.«

Britta lächelte. »Bist du sicher?«

Natürlich nicht. Ich lächelte zurück und wandte mich an Kerstin. »Bringst du sie nach Hause?«

»Na klar.«

Zwei Minuten später war ich allein.

6

Es fiel mir schwer, es zuzugeben, aber mein gut organisiertes und meist rund laufendes Leben hatte einen Knick bekommen. Eine deutlich spürbare Unwucht. Als die erste Aufregung abgeklungen war, versuchte ich mir einzureden, dass ich die ganze Geschichte fürchterlich überbewertete. Was war denn schließlich geschehen? Eine Freundin aus der Schulzeit war plötzlich aufgetaucht, und es hatte sich gezeigt, dass sich eine pubertäre Viererfreundschaft nicht fortsetzen ließ und wir nicht mehr gut miteinander auskamen. Na und, was war so schlimm daran, dass ich es kaum aus dem Kopf bekam? So was geschah ständig. Freundschaften wurden auf die Probe gestellt, zerbrachen, erwiesen sich als Illusion. Vielleicht war ich so aufgewühlt, weil ich plötzlich feststellte, dass es nicht nur zu viert Probleme gab und die Konflikte aus der Schulzeit durchaus noch aktuell waren, sondern weil sich für mich in der Beziehung zu meinen Freundinnen grundsätzlich etwas geändert hatte. Und das nicht nur aus Groll über Brittas Verhalten, das ich ihr nicht verzeihen konnte. Es war mehr. Paula hatte allein durch ihre Anwesenheit etwas freigelegt, und ich konnte es nicht mehr zudecken.

Als Britta zwei Tage später anrief, um sich in ihrer wortreichen Art zu entschuldigen und dabei den unerfreulichen Ausgang des Abends fröhlich witzelnd herunterspielte, ging ich nicht auf ihren lockeren Ton ein, wie ich es wahrscheinlich vor einigen Wochen noch getan hätte, sondern fertigte sie eilig ab. Und Kerstin, die sich später am selben Tag bei mir meldete, erklärte ich, dass ich »die Nase verdammt voll« hätte von diesem Gezänk. Kerstin gab vor, mich zu verstehen, aber das nahm ich ihr nicht ab. Auch dieses Telefonat war schnell beendet.

Ich versuchte, die ganze Geschichte zu vergessen, mich auf meinen Laden zu konzentrieren und in meinen üblichen Alltag zurückzufinden. Ich probierte neue Brotsorten aus, besuchte meine

Tochter, die sich nicht aufraffen konnte, bei mir vorbeizuschauen, und fuhr sogar zum Sonntagskaffee zu meinen Eltern. Das neue Brot kam ganz gut an, aber die Besuche hätte ich mir sparen können. Tamara betrachtete mich wie einen Eindringling in ihrem neuen Leben, und ich schwor mir, nie wieder bei ihr auf der Matte zu stehen, sofern sie mich nicht vorher auf Knien darum gebeten hatte. Meine Mutter war maulig, weil ihr die Gicht zu schaffen machte, und mein Vater wusste kaum drei Sätze mit mir zu wechseln. Am Schluss war ich maulig, weil meine Mutter es trotz Gicht mal wieder nicht hatte lassen können, sich nach meinem völlig unbefriedigenden Liebesleben zu erkundigen. Schon vierzig und immer noch kein vernünftiger Mann in Sicht. Bald sei es zu spät, um noch einen netten Partner zu finden. Womit sie durchaus recht haben mochte – ich kam allmählich in das Alter, wo man eine heiße Wanne höher schätzt als eine Einladung zu einer Party und Wetterwechsel in den Knochen spürt. Oder zu spüren glaubt. Fehlte nur noch die galoppierende Hitze, von der meine Mutter regelmäßig mit einer derartigen Leichenbittermiene berichtete, dass ich zunehmend den Eindruck gewann, es wäre bei ihr nicht um die Wechseljahre gegangen, sondern um den entscheidenden Überlebenskampf, den sie nur um Haaresbreite gegen die schwarzen Blattern gewonnen hatte.

Zwei Wochen nach jener denkwürdigen Geburtstagsfeier kam ich am Samstagabend von einer Fahrradtour zurück und fand vor meiner Haustür eine Palme, die mich um gut und gerne zwanzig Zentimeter überragte. Sie war sorgfältig in Papier eingeschlagen und in die hinterste Ecke geschoben worden, aber dennoch auf Anhieb zu sehen. Ich wusste sofort, dass hier kein heimlicher Verehrer am Werk gewesen war. *Falls deine Pflanze tatsächlich eingegangen ist*, las ich auf dem beiliegenden Kärtchen. *Falls nicht, findest du vielleicht ein geeignetes Plätzchen für sie. Paula.* Mein erster Gedanke war: wie leichtsinnig – sie hätte gestohlen werden können! Mein zweiter: wie aufmerksam von ihr. Dem folgte ein warmes freudiges Gefühl. Ich schleppte die Palme nach oben in meine Wohnung und griff sofort zum Telefon. Der Anrufbeantworter dämpfte meine Hochstimmung, aber ich sagte artig meine Dankesworte auf und fügte hinzu, dass sie mich gern auch noch zu später Stunde zurückrufen könnte, wenn sie Lust hätte. Sie meldete sich erst am Sonntagabend, als ich gerade den TATORT eingeschaltet hatte und längst zu der Einsicht gelangt war, dass es mit ihrer Lust wohl nicht allzu weit her sein konnte.

»Sie hätte gestohlen werden können«, sagte ich sofort nach der Begrüßung, um keine Pause entstehen zu lassen. »Warum hast du nicht vorher angerufen?«

»Fahrräder und Autos werden von der Straße gestohlen, aber eine Palme? Viel zu auffällig und nicht unbedingt das, wonach Gelegenheitsdiebe Ausschau halten«, erwiderte sie. »Ich hatte nicht viel Zeit und war gerade in der Nähe, darum habe ich sie dir einfach vor die Tür gestellt.«

»Ist ja auch gutgegangen.«

»Na, siehst du. Sag mal, ist die andere denn wirklich eingegangen?«

Ich lächelte. »Nein. Ganz im Gegenteil, sie gedeiht prächtig.«

Paula lachte. »Muss also sehr guter Champagner gewesen sein.« Und einen Moment später: »Was machen denn Britta und Kerstin?«

»Keine Ahnung. Im Moment herrscht Funkstille.«

Paula seufzte. »Ich fühle mich da irgendwie ...«

» ... nur das nicht«, unterbrach ich sie. »Britta hat es wirklich darauf ankommen lassen und ist auf die Nase gefallen. Damit muss man rechnen.«

»Muss man das?«

»Na, irgendwann schon.«

»Trotzdem, es tut mir leid, wenn eure Freundschaft sich deswegen abgekühlt hat«, bemerkte Paula. »Das wollte ich wirklich nicht.«

Aber Britta wollte Unfrieden stiften, dachte ich, und mir geht es auf einmal wieder besser. Viel besser. Na so was aber auch.

»Also, die Vierergeschichte ist endgültig gestorben«, fasste ich zusammen und legte eine Kunstpause ein.

»So ist es.« Ihr waren Kunstpausen auch nicht fremd, und so schwiegen wir beide einige Augenblicke lang.

»Vielleicht –«, sagten wir schließlich gleichzeitig.

»Bitte – du zuerst«, ließ Paula mir den Vortritt.

»Wir könnten doch mal zusammen in eine Ausstellung gehen«, schlug ich vor. »Oder einen Spaziergang machen. Ich zeige dir das neue Berlin, ein bisschen jedenfalls. Hast du Lust?«

»Ja, hört sich gut. Nur ...«

» ... du hast wenig Zeit, ich weiß. Wenn du lediglich zwei Stündchen erübrigen kannst, dann suchen wir uns eben etwas Entsprechendes aus.« Nicht so eifrig, Rieke, bleib auf dem Teppich.

»Ach ja, ich würde mir gerne mal das eine oder andere ansehen, denn seit damals war ich nur ab und an in Berlin und hatte selten länger als zwei Tage Zeit.«

»Um deine Eltern zu sehen.«

»Ja.«

»Nächstes Wochenende?« fragte ich vorsichtig.

»Da kommt Kim«, sagte Paula schnell. »Sie hat zwei Vorstellungstermine. Drück mal die Daumen.«

Und wie – die Blasen zeichneten sich schon ab. Ich räusperte mich. »Na schön, dann eben das übernächste Wochenende. Was hältst du davon, wenn wir uns das Regierungsviertel anschauen?«

Davon hielt sie einiges.

Paulas Tagebuch

Kim verbreitet Unruhe. Sie ist da und nimmt mich in Beschlag – ohne zu fragen, ohne nachzudenken. Sie ist laut und stürmisch und überglücklich, dass wir ein langes gemeinsames Wochenende haben. Sie hat mein Handtuch benutzt. Und sie lässt die Toilettentür auf. Das hat sie in Frankfurt auch immer getan. Hier stört es mich noch viel mehr, so sehr, dass ich unruhig werde. Als wirkten ihre Nachlässigkeiten durch die Trennung im Alltag und die räumliche Distanz um ein Vielfaches intensiver. Schärfer. Und als wäre die neue Wohnung noch mehr meine eigene als die ehemalige in Frankfurt. Dabei möchte Kim zu mir ziehen, wenn sie eine Stelle in Berlin gefunden hat. Das hat sie jedenfalls neulich angedeutet, ohne dass ich großartig darauf eingegangen bin. Eine solche Entscheidung will gut überlegt sein. Außerdem ist ja noch Zeit.

Sie breitet sich aus. Sie krümelt. Hinterlässt überall ihre Spuren. Und wenn ich hinter ihr herräume, lacht sie, küsst mich, will sofort mit mir schlafen. Ihr Körper ist warm, sehnig, dünn, begehrenswert. Sie muss nichts dafür tun. Sie tastet meine Hüftknochen ab, und ich ziehe den Bauch ein. Wenn ich auf ihr liege, spüre ich ihre Rippen. Ich fahre mit den Fingern an ihnen entlang, und später prüfe ich, ob meine Knochen genauso blank hervorstehen. Ohne Fleisch. Ich wölbe den Bauch vor und erschrecke. Schnell auf die Waage. Und heimlich. Dreihundert Gramm mehr als gestern um diese Zeit. Aber ich habe viel getrunken, Obst gegessen. Die Flüssigkeit wiegt ja einiges und füllt den Magen. Beim Abendessen lasse ich die Hälfte von meinem Teller verschwinden – zur Sicherheit –, und das Gemüse breite ich so großzügig aus, dass der Eindruck entsteht, es würde sich um eine üppige Portion handeln. Kim merkt das nicht, hat es noch nie bemerkt. Sie futtert nach Herzenslust, aber sie kann es sofort sein lassen, wenn sie tatsächlich mal Fett ansetzt. Sie liebt das Dünne an ihrem Körper und an meinem und würde nie darauf verzichten wollen. Sie kann Pummelchen nicht ausstehen, hat sie gleich gesagt, ganz am Anfang. Ich auch nicht, habe ich erwidert, und seitdem tue ich so, als müsste ich mir kaum Gedanken über mein Gewicht machen, so wie sie. Den Kampf eingestehen hieße, den Hunger, die Schwäche zuzugeben und mich gleichzeitig ihrer Beobachtung auszusetzen. Kein Kampf, keine Schwäche. Der Kampf spielt sich nur in mir ab, was bedeutet, dass ich allein die Kontrolle über ihn habe: Ich beherrsche den Hunger, indem ich ihn verleugne, und ich entscheide, wie ich bei anderen ankomme – als selbstsichere, körperbewusste, erfolgreiche Frau, die ihr Leben und auch sonst alles im Griff hat. Falls Kim doch mal auffällt, dass ich weniger esse, erkläre ich das mit Magen- und Darmbeschwerden. Wenn ich mich nicht rechtfertigen möchte, mogele ich. Und wenn alle Stricke reißen und ich aus Zeitmangel auch keinen zusätzlichen Sport treiben kann, nehme ich die kleinen Zauberpillen. Zwei Tage Durchfall – das fegt alles wieder weg.

Es ist Samstagnacht. Kim schläft. Ich habe aufgeräumt und sitze jetzt im Arbeitszimmer. Ich brauche nicht viel Schlaf. Gleich nach Kims Aufbruch morgen werde ich mich auf den Ergometer setzen. Eine stramme Stunde und meine Beine werden zittern. Eine Mahlzeit verdient.

Ich habe ihr nichts von Rieke erzählt. Was sollte ich auch erzählen? Alte Schulgeschichten interessieren Kim nicht, aufgewärmte Freundschaften fände sie wohl eher lächerlich, ganz zu schweigen von der Geschichte mit Britta.

Nächste Woche habe ich zwei Abendtermine. Das heißt nicht nur, dass ich ungefähr vierzehn Stunden unterwegs sein werde, sondern auch Einladungen zum Essen annehmen muss. Die Leute reagieren immer leicht ungehalten, wenn man nichts oder nur wenig essen möchte. Das ist wie eine persönliche Zurückweisung, wie ein unangemessener Tadel. Vielleicht fühlen sie sich auch unwohl, irgendwie peinlich berührt, weil sie sich ihres eigenen Essverhaltens bewusst werden. Ihrer Schlemmerei, der vielen überflüssigen Kalorien, der angefutterten Pfunde, der längst vorgenommenen und doch mal wieder nicht durchgeführten Diät. Als hätte ich sie bei all dem erwischt. Ich kann es mir nicht leisten, Kunden vor den Kopf zu stoßen oder ungute Gefühle zu erzeugen, selbst wenn ich die Reaktion lächerlich finde. Also werde ich den ganzen Tag nur Rohkost essen, zwei mittelgroße Äpfel und ein bisschen Quark, um dann abends eine Mahlzeit freizuhaben.

7

Ich wusste nicht, was ich erwartet hatte. Auf jeden Fall war mir klar, dass eine Verabredung mit Paula etwas Besonderes war. Und mit ihr Berlin zu durchstreifen, war zunächst merkwürdig fremd. Als wäre sie eine Touristin, die die Hauptstadt nur vom Fernsehen her kannte und sich mir nun als Fremdenführerin anvertraute. Eine Touristin, die nicht viel Zeit hatte, in der Obhut einer Fremdenführerin, für die dieser Job völlig neu war. Während der Sommer in den Herbst überging, erkundeten wir Berlin-Mitte, gingen in die Neue Nationalgalerie, fuhren raus nach Potsdam, Werder und Köpenick. Wannsee, Regierungsviertel, Spreerundfahrt, Museumsinsel, Prenzlauer Berg, die Mauer – wo genau war eigentlich die Mauer verlaufen? Ungefähr im Zwei-Wochen-Rhythmus trafen wir uns am Samstagabend oder Sonntagmittag, um einige Stunden zusammen unterwegs zu sein. Ich freute mich auf jedes einzelne Treffen und wusste im nachhinein nie so recht warum. Paula war keine gemütliche Spaziergängerin oder mal eben begeistert, nur weil zigtausend andere begeistert waren. Sie legte stets ein flottes Tempo vor, und es war anstrengend, mit ihr Schritt zu halten. Sie schaute sich Bauwerke, Bilder, Landschaften oder was auch immer an, als ginge es darum, rasch ein hieb- und stichfestes Memorandum anzufertigen, und ich wusste nie auf Anhieb zu sagen, ob ihr beispielsweise ein Kunstwerk gefiel oder nicht. Kurzum: Die Ausflüge waren Programm, nicht Freizeit oder Hobby, und ich konnte schon von Glück sagen, wenn Paula sich überreden ließ, zwischendurch mal einen Kaffee zu trinken. Dann konnte ich verschnaufen und zumindest für Augenblicke das Gefühl genießen, sie ein wenig für mich zu haben.

Die ersten Wochen schwankte ich zwischen Verblüffung und Amüsement. Die Frage, warum ich regelmäßig bereit war, mir nicht nur im Bistro, sondern nun auch noch privat die Hacken wundzulaufen, und mir die Mühe machte, mit Paula eine Sehenswürdigkeit nach der anderen abzuklappern, schob ich immer wieder beiseite oder beantwortete sie mit allgemeinen Floskeln. Sie war eben eine interessante Frau. Und sie war der erste Mensch in meinem Freundes- und Bekanntenkreis, der sich nicht gern von mir bekochen ließ, mehr noch: Essen schien für sie überhaupt keine Bedeutung zu haben. Ich verdiente mein Geld damit, und für sie war es offensichtlich nur ein notwendiges Übel. Manchmal kam sie nach unseren Touren noch auf einen Sprung mit zu mir herein, doch mehr als etwas Obst oder Salat nahm sie selten zu sich, obwohl wir meistens anstrengende Stunden hinter uns hatten und mein Magen laut knurrte. Kuchen war nicht ihre Sache, wie sie sagte, Fleisch vertrug sie schlecht, Fisch schmeckte ihr nicht, von Eintöpfen und Aufläufen bekam sie Bauchweh, und Schokolade machte Pickel. Von Pizza, Döner und Chips mal ganz zu schweigen.

»Meine Güte, und wovon lebst du so, wenn das Hauskaninchen ausgebüchst ist und dir dein ganzes Grünzeug weggefuttert hat?« fragte ich sie an einem Samstagabend, als wir recht spät von der Spandauer Zitadelle zurückgekehrt waren und sie die Einladung zu einem Tee bei mir zu meinem Erstaunen ohne Umschweife angenommen hatte. Die Frage war eher scherzhaft gemeint, denn obwohl ich mir einbildete, dass mein Kühlschrank appetitanregend gefüllt war, fand sich nichts, was Paula spontan hätte begeistern können.

»Ich habe kein Kaninchen.«

Ich hockte vor der offenen Kühlschranktür und drehte mich zu

Paula um, die am Küchentisch saß und ihre Tasse mit beiden Händen umschloss. Sie lächelte auf mich herunter, aber es war kein herzliches Lächeln und ein freudiges schon gar nicht.

»Ich weiß«, antwortete ich, erhob mich langsam und stellte eine Schüssel mit Krabbensalat auf den Tisch. Einen Moment sahen wir uns an, dann wies ich mit dem Kopf zur Obstschale, die auf der Anrichte stand. »Bitte, bedien dich. Ich frage mich nur gerade, ob es tatsächlich gesund ist, den ganzen Tag nur so was zu essen. Wir sind stundenlang unterwegs gewesen, ohne etwas in den Magen bekommen zu haben, und ...«

»Ich brauche nicht viel, Rieke«, unterbrach sie mich ruhig. »Und lass mich selbst entscheiden, was ich wann esse, okay?«

Ich spürte, wie mir die Röte ins Gesicht schoss. Wie kam ich nur auf die bescheuerte Idee, Paula irgendwelche Essensvorschriften zu machen? Andererseits ... Kein Andererseits – ich bin schließlich nicht ihre Mami!

»Tut mir leid«, sagte ich kleinlaut. »Du hast natürlich recht. Es ist nur ungewöhnlich für mich, dass du so wenig isst. Liegt wahrscheinlich an meinem Job. Den lieben langen Tag sehe ich mampfende Leute vor mir, da musst du einfach aus dem Rahmen fallen.«

»Möglich.«

Sie trank ihren Tee aus, und ich spürte, dass die Stimmung hin war. Sie ist blass, dachte ich, und ziemlich erschöpft. Außerdem fror sie, obwohl der Herbst bislang eher milde Temperaturen gebracht hatte. Ein heißer Kakao täte ihr jetzt richtig gut. Ich biss mir auf die Unterlippe.

»An den nächsten drei Wochenenden habe ich keine Zeit«, sagte sie plötzlich.

Ich nickte, als hätte ich nichts anderes erwartet. »Viel zu tun?«

»Ich muss zu einem Seminar, und danach hat sich Kim angesagt.«

»Ich verstehe.« Und was war mit dem dritten Wochenende?

Sie blickte mir so plötzlich in die Augen, dass ich erschrak. »Wirst du mich vermissen?« Ein verschmitztes Lächeln, das so gar nicht zu der Stimmung der letzten Minuten passen wollte und deshalb um so schöner war, flog über ihr Gesicht.

»Das ist gut möglich«, antwortete ich gespielt steif, und wir lachten. Als sie aufbrach, strich sie mir mit der Hand kurz über die Wange.

Alles ist gut, dachte ich, sie hat mir meine mütterliche Einmischung verziehen, und wir sehen uns bald wieder. Was sind schon drei Wochen? Außerdem habe ich auch eine Menge zu tun – ist einiges liegengeblieben in letzter Zeit: die Bügelwäsche zum Beispiel und ein ganzer Stapel Schriftverkehr. Staubwischen könnte ich auch mal wieder. Und Fenster putzen. Außerdem geht es mich herzlich wenig an, was sie wann vorhat.

Mir war klar, dass die Leere da sein würde, ob ich ihr nun auswich, indem ich meine freien Stunden mit irgendwelchen Aktivitäten füllte, oder zu Hause blieb und ihr ins Auge blickte. Natürlich vermisste ich sie, mehr als mir lieb war. Mehr, als ich erwartet hatte. Ich dachte an sie, wenn ich den Laden aufschloss, beim Brotbacken und zwischendurch beim Zeitunglesen; ich vergaß, mich über Tamara und meine Mutter aufzuregen und sonstige Kontakte zu pflegen, von denen es ohnehin kaum noch welche gab, weil ich dazu weder Energie noch Lust hatte, und als ich die ersten Rezepte für Plätzchen heraussuchte, schoss mir sofort durch den Kopf, dass Paula sie garantiert nicht mal probieren würde. Warum reagierte sie so abweisend? Ich bin doch nicht Britta. Weil sie sich bedrängt fühlte. Warum reagierte ich so heftig? Weil sie weg war und ich in ihrem Leben keine Rolle spielte. Oder nur eine winzige, die mich alles andere als zufriedenstellte, mit der ich mich jedoch zu arrangieren suchte. So, wie ich mich schon häufig mit einer Situation arrangiert hatte. Ich kannte nicht mal ihre Wohnung. Wenn sie von sich erzählte, so vermied sie grundsätzlich alle privaten Themen, nur Kim erwähnte sie immer mal wieder. Um mir klarzumachen, wer die erste Geige spielte? Aber warum hielt sie das für nötig? Ich rief mir unsere Ausflüge in Erinnerung, jede zufällige Berührung, und mir war klar, dass ich mich ähnlich benahm wie seinerzeit als Schülerin, obwohl zwischen damals und heute zwanzig Jahre lagen. Ich hatte eine erwachsene Tochter und war bis vor kurzem davon ausgegangen, ein eigenständiges und ausgefülltes Leben zu führen, das mich zufriedenstellte. Ich war nicht überschäumend glücklich gewesen, aber wer war das schon? Es war mir gutgegangen, und dieses Gefühl der Leere hatte mich nur manchmal befallen. Wer litt nicht hin und wieder unter einer melancholischen Verstimmung? Dann war Paula überraschend wieder aufgetaucht, und im Nu war alles anders. Ich wartete darauf, dass sie sich meldete, und wenn sie es tat, war ich aufgewühlt und nervös, während ich die Gelassene spielte. Ich ärgerte und amüsierte mich über mein eigenes Verhalten, ich fand es lächerlich und erschreckend. Hatte es außer Paula schon mal eine Frau gegeben, für die ich so geschwärmt hatte?

Georg, an den ich eine halbe Ewigkeit lang nicht gedacht hatte, fiel mir ein, als ich zwei Wochen später Sonntag morgens einen Zeitungsartikel über ein Neubaugebiet in Teltow las. Georg war ein meist wortkarger Einzelgänger, Anfang Sechzig, mit langen, nahezu weißen Haaren und Bart. Er war groß und stämmig, und ich kannte ihn nur in seinen Arbeitsklamotten vom Bau: schwarze Cordhose, helles Hemd, feste Stiefel. Er war seinerzeit Zimmerermeister in dem Betrieb gewesen, der meine Wohnung und das Ladengeschäft ausgebaut hatte. Danach hatte er einige Jahre zu meinen treuesten und liebsten Stammgästen gehört, bis er ein kleines, sanierungsbedürftiges Häuschen in Teltow geerbt hatte und sein Dorf nur noch ungern verließ. Ich hatte ihn regelmäßig besucht und seine Fortschritte beim Umbauen und Renovieren bewundert und in seiner Küche gesessen. Georg war wegen Herzklabastern, wie er es nannte, in Frührente gegangen und musste alles ein wenig ruhiger angehen lassen. Seine Frau war früh verstorben, und nachdem er sich jahrzehntelang nie darum gekümmert hatte, wie sein Essen zustande gekommen war, dauerte es nicht lange, bis er aus der Not eine Tugend gemacht und sich zum besten Hobbykoch und -bäcker gemausert hatte, der mir je begegnet war. Ich fühlte mich wohl in seiner großen altmodischen, völlig chaotischen und den allgemeinen Anforderungen an Hygiene kaum entsprechenden Küche und ließ mich nur allzu gern mit gefüllten Teigtaschen, Rippchen auf Sauerkraut und Preiselbeerkuchen mit Vanilleschaum verwöhnen. Während er mit zig Löffeln, Schüsseln, Töpfen, Zutaten und Gewürzen hantierte und man nie sicher sein konnte, ob das Messer, das er gerade benutzte, nach dem Speckschneiden vom Vortag auch wirklich abgewaschen worden war, lehnte ich mich entspannt zurück und atmete tief ein. In Georgs Küche roch es immer ein wenig zimtig und nach frischen Kräutern. Dazwischen hing meist noch eine dünne Wolke von seinen Zigarrenstumpen. Ich sah von der wuchtigen Küchenbank zwischen den halblangen, blaukarierten Vorhängen, die schwer waren vom Geruch vieler Monate, zum Fenster hinaus, trank einen Wein oder Kaffee und fühlte mich froh und geborgen. Auf dem Fenstersims standen immer einige prächtig gedeihende Kakteen, im Sommer blühten im Garten die Rosen um die Wette, und die Idylle war perfekt, wenn Kater Rufus zu einer Stippvisite vorbeischaute und sogar ich ihn kraulen durfte.

Dann war Georg plötzlich ohne ein Wort der Erklärung monatelang verschwunden gewesen. Schließlich hatte ich von einer Nachbarin hinter vorgehaltener Hand erfahren, dass er im Gefängnis saß. Warum wusste sie nicht oder wollte sie nicht sagen. Das Ganze lag inzwischen schon zwei, drei Jahre zurück, und ich war nach seiner Entlassung nur noch zweimal zu ihm hinausgefahren. Ich hatte so getan, als wäre alles beim Alten, doch das stimmte natürlich nicht. Nicht mal die gefüllten Teigtaschen hatten mir geschmeckt. Letztlich war ich zu feige gewesen, Georg zu fragen, was geschehen war, und er drängte niemals jemandem persönliche Dinge auf.

Wer nicht fragt, muss damit rechnen, keine Antwort zu bekommen, dachte ich, während ich die Zeitung zusammenfaltete und den kalten Rest meines Kaffees austrank. Ich räumte den Tisch ab. Und wenn man keine Antwort hören will, darf man sich nicht wundern, plötzlich gar nichts mehr zu verstehen. Ich zog meinen dicken Anorak und feste Stiefel an. Ein Spaziergang würde mir guttun. Ich fuhr zum ehemaligen Grenzstreifen hinaus und stellte meinen Wagen ab. Links hinunter ging es in Richtung Lichtenrade, rechts, vorbei am einstigen amerikanischen Truppenübungsplatz und einer Kleingartenkolonie, nach Teltow.

Ein dünner Rauchfaden stieg fast pfeilgerade über Georgs Haus auf, und sein klappriges Fahrrad war an die Hauswand gelehnt. Er besaß es seit über zwanzig Jahren und fuhr sommers wie winters damit. Ich blieb am Zaun stehen. Natürlich war Georg zu Hause. Er war immer zu Hause. Ich öffnete die rostige Gartentür und hörte das vertraute Quietschen. Im gleichen Moment ging die Eingangstür auf.

»Ich hoffe, du hast Hunger mitgebracht«, sagte Georg statt einer Begrüßung, blickte mich einen Moment forschend aus eisblauen Augen unter buschigen Brauen an und verschwand ohne ein weiteres Wort wieder im Haus.

»Ja, klar«, antwortete ich leise und folgte ihm dann. Plötzlich war mein schlechtes Gewissen groß und schwer wie ein Sack voller Steine.

An der Flurgarderobe war wie früher kaum Platz für meinen Anorak, und ich hängte ihn an einen Haken, der sich unter der Last zahlreicher Jacken und Pullover bereits bedrohlich nach unten bog. Der Geruch, der mir aus der Küche entgegenschlug, war betörend. Eintopf mit Kohl und Fleisch, schätzte ich. Scharf angebraten und seit mindestens einer Stunde blubbernd vor sich hin köchelnd.

»Bigos nach einem alten polnischen Rezept«, sagte Georg und wies mit einem Schöpflöffel auf die Küchenbank. »Setz dich.« Vom Löffel tropfte es zu Boden, doch Georg störte sich nicht daran.

Ich blickte mich um – es sah chaotisch aus wie immer. Unverändert. Auf der Küchenbank stapelten sich Zeitungen, Zeitschriften, Bücher, in ein kleines rustikales Regal neben dem Fenster waren Aschenbecher, Blumenvasen, Zigarrenkisten, Schrauben, Einkaufstüten und tausenderlei andere nützliche oder weniger nützliche Dinge gestopft. An den Wänden hingen vergilbte Aufnahmen von Berglandschaften, und die Deckenlampe hatte seit hundert Jahren kein Staubtuch mehr gesehen. Über der Arbeitsplatte neben dem Herd gab es ein Bord mit Gewürzdosen, die vom aufsteigenden Kochdampf so verschmiert waren, dass man die Aufschriften kaum noch entziffern konnte. Ich lag wohl nicht ganz falsch, wenn ich vermutete, dass so manch abenteuerlich anmutende Geschmacksnote in Georgs Gerichten schlichtweg durch eine Verwechslung von Gewürzen zustande kam, aber wen störte das schon?

Georg öffnete einen Wandschrank und entnahm ihm zwei Rotweingläser – wundervoll geschliffene und gut in der Hand liegende Kelche. Er schenkte uns ungarischen Wein ein und reichte mir mein Glas, bevor er wieder an den Herd trat und weiter das Bigos umrührte. Dann schmeckte er es ab und nickte andächtig.

»Kann man gut essen«, sagte er und prostete mir zu. Die Bemerkung war typisch. Georg neigte nicht zu Übertreibungen. »Fünf, sechs Minuten noch.« Auch das war typisch. Warum das Essen in wenigen Minuten perfekt sein würde und nicht jetzt sofort oder aber in einer Viertelstunde, würde sein Geheimnis bleiben.

Er stellte die Teller bereit und wartete dann einfach, eine Hand in die Hüfte gestemmt, die Augen auf den Topf gerichtet. Die Wanduhr tickte. Gut, dass er mich nicht ansieht, dachte ich. Die Minuten tropften dahin. Was will ich eigentlich hier? Georg nahm einen Teller, und ich zuckte bei dem plötzlichen Klappern zusammen. Er füllte ihn bis zum Rand und stellte ihn vor mich hin. Ich wartete, bis er sich zu mir setzte.

»Guten Appetit«, sagte er und lächelte.

Ich schluckte. »Ja, danke, dir auch. Du hör mal, ich dachte ...«

Er schüttelte den Kopf. »Iss. Denken kannst du später.«

»Auch wieder wahr.«

Das Bigos war köstlich – paprikascharf mit einer säuerlichen Note und Fleisch, das auf der Zunge zerging. Georg hatte recht, denken konnte ich später. Wir aßen beide zwei Teller voll, dann lehnte ich mich zurück und öffnete die beiden obersten Knöpfe meiner Hose. Ich war pappsatt, und meine Wangen glühten. Georg angelte sich einen Zigarrenstumpen und zündete ihn unter eifrigem Paffen an. Ich hatte nie so recht verstanden, wieso ein derart guter Koch mit einem so ausgeprägten Sinn für die unterschiedlichsten Geschmacksnoten diese fürchterlichen Glimmbolzen rauchen konnte.

»Schon eine ganze Weile her«, bemerkte er plötzlich und scheuchte die Rauchschwaden über dem Tisch wie lästige Fliegen beiseite. »Gibt's Probleme?«

Ich richtete mich gerade auf und blickte ihn an. Die gemütliche Trägheit fiel von mir ab. Er war verletzt. Natürlich war er verletzt. Jahrelang hatte ich mich einen Dreck um ihn geschert, obwohl wir mal gute Freunde gewesen waren, und nun stand ich plötzlich vor der Tür. Was sollte er anderes annehmen, als dass ich mal wieder einen guten Zuhörer brauchte? Den hatte er früher oft genug für mich gegeben. Manchmal hatte ich gar nicht viel erzählt, sondern einfach nur seine Anwesenheit genossen und die tiefe Sympathie, die er mir entgegenbrachte. Ohne Wenn und Aber.

»Ich habe einen Artikel über Teltow gelesen«, antwortete ich eine ganze Weile später. »Und da habe ich an dich gedacht.«

Er wischte sich mit einer Hand über den Bart und sagte nichts. Mein Herz klopfte plötzlich schneller.

»Ich habe in letzter Zeit eine Menge Stoff zum Nachdenken serviert bekommen. Du gehörst scheinbar auch irgendwie dazu«, fuhr ich fort.

»Hm.«

Ich nahm den Weinkelch und drehte ihn zwischen den Händen. Der Wein schwappte hin und her. »Du hast damals nichts erzählt, und ich habe nicht gefragt.«

Georg nickte langsam. »So war das.«

»Ich habe gedacht, ich rühre da besser nicht dran, wenn du von alleine nicht redest. Aber in Wirklichkeit hatte ich wohl Angst, etwas zu erfahren, das nicht zu dem Georg passte, den ich kannte. Ich hatte eine ganz bestimmte Vorstellung von dir, und daran wollte ich wohl nicht rütteln.«

»Da bist du lieber gar nicht mehr gekommen.«

»Ja.«

»Und nun?« Georg streifte die Asche ab.

»Nun merke ich sehr deutlich, dass ich ziemlich gut darin bin, keine Fragen zu stellen. Aber das ändert ja nichts an den Tatsachen.«

Georg lächelte. Er war jemand, der selten lächelte und noch seltener laut lachte. Doch wenn er lachte, dann wackelten die Wände. »Und nun möchtest du doch wissen, was los war? Nach drei Jahren?«

»Genau.«

»Gut. Dann stell deine Frage.«

Einfach machte er es mir nicht. »Warum warst du damals im Gefängnis?«

»Wegen Körperverletzung in einem besonders schweren Fall.«

Ich starrte ihn an. »Wie bitte?«

»Ich habe einen jungen Mann krankenhausreif geschlagen und es nicht mal bereut. Direkt danach jedenfalls nicht. Später schon.« Er drückte seinen Stumpen aus und stellte den Aschenbecher beiseite.

»Und warum?«

Georg war ohne Zweifel ein zupackender, energischer Mann, auf den die Beschreibung, dass er keiner Fliege etwas zuleide tun könnte, gewiss nicht zutraf. Er wusste sich zu wehren, und soweit mir bekannt war, wurde auf dem Bau auch nicht lange gefackelt, wenn es mal nötig sein sollte. Doch dass er jemanden krankenhausreif prügelte, überstieg mein Vorstellungsvermögen. Hinzu kam sein angegriffenes Herz, das einer späten Karriere als Rocky VI sicherlich im Weg stand.

»Was hat der Typ angestellt, dass du so hingelangt hast?«

»Er hat Rufus umgebracht.«

Ich blickte mich um, als würde der Kater in einer Ecke hocken und Georg Lügen strafen. Doch da hockte niemand, was aber kein Beweis war, da Rufus während meiner Besuche ohnehin meist unterwegs gewesen war.

»Er hat ihn mit Absicht getötet?« fragte ich.

»Er hat ihn mit einem Luftgewehr abgeknallt und später behauptet, ihn gar nicht gesehen zu haben. Er hätte nur so zum Spaß auf seinem Grundstück herumgeballert, und da müsste ihm wohl der Kater vor die Flinte gekommen sein. So rein zufällig.« Georg griff sich einen neuen Stumpen. »Er hat ihn mir vor die Tür gelegt, und ich wusste sofort, was passiert war. Der Bengel hat ständig mit seinem Gewehr herumgespielt, und ich hatte ihm schon mehrmals gesagt, dass er das sein lassen sollte.« Er nahm einen tiefen Zug. »Ich habe ihn zur Rede gestellt, und er hat nur gegrinst. Da bin ich ausgeklinkt.«

»Das wären wohl die meisten Menschen. Wieso haben sie dich in den Knast gesteckt?« ereiferte ich mich.

»Der Junge war zwanzig Jahre alt, ungefähr dreißig Pfund leichter als ich, hatte einen Waffenschein, und ich habe ihn übel zugerichtet. So übel, dass er ziemlich lange im Krankenhaus liegen musste. Vor Gericht habe ich ausgesagt, dass ich meine Tat in der gleichen Situation jederzeit wiederholen würde.«

»Nicht gerade das, was man eine diplomatische Bemerkung nennen würde«, kommentierte ich.

»Ich war nur ehrlich – ein Tier aus reiner Mordlust zu töten oder um jemandem eins auszuwischen nenne ich auch nicht diplomatisch.«

»Natürlich nicht. Nur ... ähm, ich meine ... hattest du denn keinen Anwalt, der das zu deinen Gunsten ein wenig hätte geraderücken können?«

Georg schüttelte den Kopf. »Wollte ich nicht. Da gab es nichts geradezurücken. Er hat Rufus erschossen, weil er ihn töten wollte, und ich habe den Jungen verprügelt, weil ich ihn bestrafen wollte.«

»Wenn ich richtig informiert bin, stand im alten Ägypten auf das Verletzen oder Töten einer Katze, die heilige Tiere waren, die Todesstrafe«, versuchte ich das Gespräch ein wenig aufzulockern. »Insofern hat der Bursche ja noch Glück gehabt.« Georg verzog keine Miene, sondern blicke mich unverwandt an. »Und wie lange hast du bekommen?« setzte ich schließlich nach.

»Drei Monate. Der Richter war, glaube ich, im Schützenverein.«

»Ungünstige Konstellation. Wohnt der Junge immer noch hier?«

»Ist letztes Jahr nach Berlin gezogen.«

»Das beruhigt mich. Und diese Geschichte wolltest du mir nicht erzählen?«

»Natürlich hätte ich sie dir erzählt. Du hast nicht gefragt.«

»Ja, das war ein Fehler. Aber du hättest doch auch einfach ...«

Er schüttelte den Kopf.

»Sturkopf«, sagte ich leise.

»Selber.« Er blickte einen Moment zum Fenster hinaus, bevor

er mich wieder ansah. »Ich habe meine Unbeherrschtheit später sehr bereut. Ich hätte viel mehr erreicht, wenn ich ruhig geblieben wäre und ihn angezeigt hätte. So habe ich von Anfang an für schlechte Karten gesorgt. Außerdem habe ich wirklich ziemlich hingelangt. Ich bin richtig ausgerastet. Da hätte auch mehr passieren können. Darüber ließ sich nicht einfach so reden – ohne Nachfrage von dir. Und vielleicht sollte es auch so sein.«

Das verstand ich nicht. »Wie meinst du das?«

»Du warst auf einmal nicht mehr da – schwupp, weg. Es hätte ja auch sein können, dass du erfahren hattest, was geschehen war, und mich deshalb nicht mehr sehen wolltest. Weil du mich für einen brutalen Schläger gehalten hast.«

»Ach, du liebe Güte!«

»Na ja, so abwegig ist das nun auch wieder nicht. Aber sag mal«, Georg räkelte sich, und ich wusste, dass er abrupt das Thema wechseln würde, »was ist denn bei dir so los? Läuft der Laden noch?«

»Der läuft gut.«

»Und deine Tochter?«

»Die auch. Vornehmlich vor mir weg«, gab ich trocken zurück. »Sie ist in eine WG gezogen und will nicht mehr viel von mir wissen.«

»Es kommen auch wieder andere Zeiten.«

»Fällt das unter Altersweisheit?«

»Na, zu irgendwas muss das Alter ja gut sein. Außerdem stimmt es doch. Nichts bleibt, wie es ist. Hast du in dem Alter zweimal in der Woche bei deiner Mutter am Kaffeetisch gesessen?«

»Das habe ich in keinem Alter gemacht«, erwiderte ich. »Allein die Vorstellung …«

»Siehst du.«

»Das ist was ganz anderes. Meine Mutter ist …«

Georg runzelte die Stirn, und ich musste lachen. »Themenwechsel!« rief ich.

Er schmunzelte. »Gut. Was macht die Liebe?«

»Keine Ahnung. Bei mir hat sie sich jedenfalls nicht blicken lassen«, seufzte ich. »Dafür ist eine Schulfreundin, die ich vor zwanzig Jahren das letzte Mal gesehen habe, nach Berlin zurückgekehrt.« Dabei wollte ich es belassen. Fürs erste zumindest. Es war nicht der richtige Moment, um über Paula zu reden.

»Zwanzig Jahre ist eine verdammt lange Zeit. Versteht ihr euch denn noch?«

»Ja, schon, obwohl ... ach, ich weiß auch nicht. Ich erzähl dir vielleicht ein andermal mehr davon.«

»Bring sie doch mal mit«, sagte Georg.

Ich lächelte. »Paula ist keine Frau, die man mitbringt. Außerdem isst sie nicht gerne.«

»Da entgeht ihr aber einiges.«

»Finde ich auch.«

Wir schauten uns einen Moment schweigend an. Plötzlich war ich froh, in Georgs Küche zu sitzen, obwohl mein Herz sich ähnlich voll und schwer anfühlte wie mein Magen.

»Ich werde mich jetzt mal wieder auf den Weg machen«, sagte ich schließlich. »Vielen Dank für das wundervolle Essen und deine Gastfreundschaft.«

Er nickte. »Wann immer du magst.«

»Ich weiß.«

Ich stand rasch auf und schlüpfte in meinen Anorak. An der Haustür legte ich ihm kurz die Hand auf den Arm. »Vielleicht lässt du dich ja mal wieder in der Stadt blicken. Pass auf dich auf.«

»Du auch.«

Als ich nach Hause kam, sah ich als erstes auf meinen Anrufbeantworter. Keine Nachrichten.

Wir haben uns gestritten. Kim hatte sich Urlaub genommen, ohne mir vorher etwas davon zu sagen. Als ich am Sonntag darauf wartete, dass sie ihre Sachen packen würde, grinste sie plötzlich und schüttelte den Kopf. Sie bliebe noch zwei Tage, ob das nicht eine tolle Überraschung wäre? Eine Überraschung war es zweifelsohne. Ich war völlig perplex ... Überrumpelt.

Du freust dich ja gar nicht, stellte Kim fest.

Meine Tage sind verplant, antwortete ich rasch, und ich dachte: Du kannst doch nicht einfach alles umschmeißen. Ich habe gar keine Zeit für dich, erklärte ich.

Ach, vielleicht kannst du ja ausnahmsweise mal einen Termin verschieben, und wir haben doch noch ein paar Stunden miteinander.

Nein, ich kann nicht einfach einen Termin verschieben, so läuft das bei uns nicht, auch nicht ausnahmsweise.

Stell dich doch nicht so an, schließlich bist du in deiner Abteilung die Chefin.

Ja, eben, da geht so was erst recht nicht.

Bist du verbiestert!

Und du rücksichtslos!

Ich bin rücksichtslos, weil ich uns eine Freude machen will und zwei Tage Urlaub nehme? Du hast ja wohl einen Knall! Berlin bekommt dir anscheinend nicht. Und wo wir schon gerade dabei sind – was ist nun mit dem gemeinsamen Wohnen? Hier ist doch Platz genug, und wenn nicht, suchen wir uns eben etwas anderes. Du hast dich immer noch nicht dazu geäußert.

Du hast noch nicht mal einen Job hier, warum sollten wir da über das Zusammenleben diskutieren?

Ganz einfach – weil ich wissen will, woran ich bin.

Na schön, wie du willst: Ich bin der Meinung, dass wir zunächst getrennt wohnen sollten. Ich brauche ...

Du, du, du! Und ich? Zählen meine Wünsche gar nicht? Schließlich sind wir schon eine ganze Weile zusammen. Wenn du dich für diesen Gedanken so gar nicht erwärmen kannst, warum soll ich dann überhaupt umsiedeln? Dann kann ich ja auch in Frankfurt bleiben, und wir pflegen unsere Wochenendbeziehung, bis wir alt und grau sind.

Dazu sagte ich nichts. Das Schweigen zwischen uns wurde immer länger. Und schwerer. Dann packte Kim wutentbrannt ihre Sachen und verließ türenknallend die Wohnung. Ich hielt sie nicht auf. Kim hat ein heftiges Temperament. Sie würde ihren Ausbruch schon bald bereuen und sich dann kleinlaut entschuldigen. Wir würden uns versöhnen, zärtliche Worte austauschen, und das Thema würde irgendwann erneut aufs Tapet gebracht werden. Wenn es günstiger war. Mir war angenehm leicht zumute. Die Wohnung gehörte wieder mir, und Kim wusste nun erst mal, woran sie war.

Vorhin habe ich zwei Äpfel und einen Gurkensalat gegessen. Zweihundertfünfzig Kalorien.

Morgen Treffen mit einem Fooddesigner. Er wird mir erzählen, ob der neue Schokoriegel in der angemessenen Zeit auf der Zunge schmilzt, ob er nussig genug ist und wie sich die Verpackung anfühlt. Du liebe Güte, die Leute futtern den lieben langen Tag irgendwelches Zeug in sich hinein. Ich würde verrückt werden!

Rieke. Sie hat angefangen, sich vorzustellen, welches Essen gut für mich wäre. Ein seltsames Gefühl. Es geht sie gar nichts an – ich entscheide und lasse mich nicht bedrängen. Und doch: Die Geste, die dahintersteckt, rührt mich irgendwie. Sie klang besorgt und weniger darauf erpicht, mir reinzureden. Damals hatte ich damit gerechnet, dass es mal jemandem auffallen würde, wie schlank ich geworden war, wie dünn. Jemandem? Ja, meinen Eltern. Aber Mama war ja auch nur noch ein Strich in der Landschaft, und sie hatte dafür keine Augen. Der Kleine, der Kleine. Der war einfach weg. Sie hatten ihren toten Sohn und ich meinen Hunger. Nie hat jemand gefragt, wie es für mich war, ohne den Kleinen zu sein. Was werden sie bloß sagen, wenn sie erfahren, dass ich mit einer Frau zusammen bin? Bin ich dann auch für sie gestorben? Wie kannst du uns das antun, Paula? Haben wir nicht schon genug erlitten?

Das Seminar ist verschoben worden. Ich habe Rieke nicht angerufen. Obwohl mich der Gedanke eine ganze Weile beschäftigt hat.

8

Ich sah sie sofort. Sie stand an einem Regal mit Sportartikeln und hielt prüfend irgendwelche langen farbigen Gummibänder in die Höhe. Ich war auf der Suche nach einem Sweatshirt für Tamara, die mich am Tag zuvor angerufen hatte, um mir ihre Geburtstagswünsche durchzugeben. Ich war nahe dran gewesen, garstig zu werden und sie aufzufordern, die Liste doch besser gleich schriftlich einzureichen, damit ich ja nichts vergäße, am besten in zweifacher Kopie und noch einen Durchschlag für die Oma. Aber ich biss mir auf die Lippen und säuselte *wie nett, von dir zu hören* und *wie geht es denn so?*. Heute morgen waren meine beiden Aushilfen im Bistro, und ich konnte mich, als der erste Ansturm abgeklungen war, verabschieden und einen Einkaufsbummel machen. Samstagvormittag auf dem Ku'damm, das hatte ich mir schon lange nicht mehr gegönnt. Paula hatte ich am allerwenigsten hier erwartet. Doch Paula bummelte auch nicht, sie hakte eine Liste mit Besorgungen ab, und zwar im Eiltempo. Im Moment konnte sie sich offensichtlich nicht entscheiden, welches dieser ominösen Bänder nun das richtige war, denn sie studierte die Beschreibungen, nahm dann ein anderes Band zur Hand, befühlte und dehnte es, verglich, legte beiseite.

»Na, so groß können die Unterschiede doch gar nicht sein«, sagte ich, nachdem ich leise an sie herangetreten war. »Und Gymnastik, ob mit oder ohne Band, ist ziemlich ätzend.«

Sie fuhr herum und blickte mich verblüfft an. »Ach? Hallo – du hier?«

»Und nicht in Hollywood?« vervollständigte ich den Satz. »Klar, warum nicht? Tamaras Geburtstag steht vor der Tür, und sie hat recht genaue Vorstellungen davon, was ihre Mutter ihr anlässlich dieses Ehrentages schenken könnte. Artikel, Marke, Farbe, Qualität, Geschäft – alles en detail beschrieben. Ich brauche nur noch loszuziehen und zu bezahlen. Klasse Service, nicht?«

Ich sprach schnell. Paula wirkte mehr als überrascht. Eher betreten. Sie schien sich in ihrer Haut nicht sonderlich wohl zu fühlen. Mit einem beiläufigen Nicken hängte sie die Bänder wieder an den Haken zurück.

»Und du?« fragte ich nach. »Hast du an diesem Wochenende nicht dein Seminar?«

»Eigentlich schon. Aber es wurde verschoben.«

»Ach so.« Ich gab mir einen kleinen Ruck. »Ich habe noch ein Stündchen Zeit, bis ich wieder in den Laden muss. Wollen wir irgendwo zusammen etwas trinken gehen?«

Paula schüttelte schon den Kopf, noch bevor ich meinen Satz beendet hatte. »Ich habe mir etwas anderes vorgenommen und muss gleich weiter. Ich melde mich nächste Woche bei dir, okay?«

»Du hast nicht mal Zeit für eine Tasse Kaffee?« Ich war selbst verblüfft über meine Hartnäckigkeit. »Samstagvormittag – du hast wider Erwarten frei und doch schon wieder so viel zu tun?«

Paula lächelte mit einer winzigen, kaum wahrnehmbaren Verzögerung. »Ja, so ist das eben bei mir. Ich habe mir gleich Arbeit mit nach Hause genommen.«

Ich sah auf die Bänder, die noch wenige Minuten zuvor ihre Aufmerksamkeit völlig in Anspruch genommen hatten. Gymnastikbänder zur Straffung der Muskulatur. Das kleine Fitneßstudio für zu Hause. In zehn Minuten topfit. Sie folgte meinem Blick. Dafür ist also Zeit, dachte ich, und ich wusste, dass mir die Bemerkung auf die Stirn gemeißelt war und Paula sie dort ablesen konnte.

»Ich will dich nicht aufhalten«, bemerkte ich leise. Das Sprücheklopfen war mir vergangen. Das erstaunte uns wohl beide. Doch ihre Abfuhr tat mir weh, und ich gestand mir zu, sie meine Verletztheit deutlich spüren zu lassen. Die seltsame Angst, die damit einherging, verwirrte mich. »Bis dann«, fügte ich hinzu und wandte mich abrupt um.

Mit flotten Schritten verließ ich das Kaufhaus – ohne das Sweatshirt zu kaufen. Paula hielt mich nicht auf. Sie rief nicht mal einen Gruß hinterher. Entweder war sie zu verblüfft oder sauer oder erleichtert, mich los zu sein. Du kannst mich mal kreuzweise! dachte ich plötzlich zornig. Ich lief rasch den Ku'damm hinauf. Nach einigen Minuten fiel ich in eine gemütlichere Gangart und atmete tief durch. Was war denn eigentlich passiert? Warum regte ich mich so auf? Paula war der am allerwenigsten spontane Mensch, der mir je begegnet war. Und dass ihr Seminar nicht stattfand, musste sie doch nicht sofort an mich weiterleiten. Ich blieb vor einem Schaufenster mit schicken Mänteln stehen und lehnte die Stirn an die Scheibe. Wann hatte ich mich das letzte Mal so elend gefühlt? Wie durch den Wolf gedreht. Das war schon eine Weile her, und ich erinnerte mich nicht gern daran. Verliebt. Ich bin verliebt, dachte ich, unglücklich verliebt. Und eine zweite bissige Stimme fügte hinzu: Na, endlich ist es raus. Hat ja lange genug gedauert.

Am Abend nahm ich mir eine Flasche Wein mit nach oben und backte eine Quiche lorraine, eine besonders krosse, sahnige. Ein Gericht, das Paula nie und nimmer essen würde. Sie wusste gar nicht, was ihr da entging. Der Duft, der bald durch die Küche zog, besänftigte mich. Ich genoss ein Glas Wein, während der

Kuchen im Ofen war. Eine Affäre, überlegte ich, wäre jetzt genau das Richtige. Irgendein knackiger Typ mit braunen Schmachtaugen, Wimpern, die Schatten auf die Wangen warfen, und Schultern so breit wie die von Arnold Schwarzenegger, kurzum: eine wahre Augenweide. Einer, mit dem man belangloses Zeug redete, um eine Anstandsstunde vergehen zu lassen, bevor man eilig die Kleider ablegte. Nicht dass ich großartige Erfahrungen auf diesem Gebiet vorzuweisen gehabt hätte, aber so ähnlich stellte ich mir das vor. Ein seriöser und für alle möglichen Wünsche offener Begleitservice wäre auch eine Überlegung wert. Die Jungs sahen klasse aus, hatte ich gehört, wussten sich zu benehmen, waren gesund, gebildet ... Ich hörte das Telefon erst beim dritten Klingeln. Es war Paula.

»Hallo«, sagte sie. »Ich störe hoffentlich nicht.«

»Nein, ich mache mir gerade etwas zu essen«, erwiderte ich. Den Begleitservice ließ ich rasch wieder in der Versenkung verschwinden. Wie gut, dass die Gedanken frei waren.

»Tut mir leid«, erklärte sie. »Ich wollte dich nicht vor den Kopf stoßen.«

Der Wein, die Träume, was auch immer, hatten mir ein wenig den Rücken gestärkt. Ich sah sie vor mir, den Hörer ans Ohr gepresst, mit der anderen Hand in ihrem Terminkalender blätternd und felsenfest davon überzeugt, die Angelegenheit mit einem Federstrich aus der Welt schaffen zu können. Ich ließ eine lange Pause zu. Eine Pause, in der sich viel Unsicherheit ausbreiten konnte.

»Rieke?«

»Ja, ich bin noch dran.«

»Also noch mal – ich entschuldige mich, falls ich unhöflich gewesen bin oder so. Das war nicht meine Absicht.«

»Unhöflich?« Ich verdrehte die Augen – sie konnte wirklich gnadenlos sachlich sein. »Das ist eine sehr distanzierte Beschreibung, Paula.« Oder auch distanzierende.

»Wie würdest du es denn ausdrücken?« warf sie den Ball zurück.

»Das spielt keine Rolle. Sag mir lieber, was mit dir los ist.« Ich erschrak, aber die Worte waren schon heraus. Weg, bei Paula angekommen und nicht mehr zurückzuholen. Sie legt auf, dachte ich, und das war's dann. Doch das tat sie nicht.

»Beziehungsstress.« Sie räusperte sich. »Und Ärger mit den Eltern.«

Mir fiel ein Stein vom Herzen. Es hatte nichts mit mir zu tun. Eigentlich hätte Paula den Aufprall am anderen Ende der Leitung hören müssen.

»Magst du darüber reden?« fragte ich.

»Ach, weißt du, viel gibt es da gar nicht zu reden, aber wenn es dich interessiert ...«

»Das tut es.«

»Hast du morgen nachmittag Zeit?«

»Kann sein«, gab ich zögerlich zurück. »Ich müsste mal rasch in meinen Terminkalender schauen.« Das war eigentlich als Witz gemeint, doch der kam nicht an.

»Natürlich, ich will da nichts durcheinanderbringen«, erwiderte Paula rasch.

Ich seufzte leise. »Klar habe ich Zeit.«

»Um fünfzehn Uhr?«

Sie sagte nicht gegen drei Uhr oder zwischen drei und halb vier oder etwas in der Art – sie sagte: fünfzehn Uhr. Wenn ich jetzt vorschlagen würde, ihren Besuch bitte auf fünfzehn Uhr siebzehn zu verlegen, wäre sie wahrscheinlich nicht mal verwundert und würde auch nicht nachfragen. Klar, fünfzehn Uhr siebzehn, geht in Ordnung. Und sie würde nicht auf die Minute pünktlich sein, sondern auf die Sekunde genau die Klingel betätigen.

»Das passt mir gut«, sagte ich.

»Du musst dich nicht ...«

»... um Essen kümmern. Ich weiß«, beendete ich den Satz. »Um die Zeit isst du sowieso nichts.«

»Hm, du klingst ein wenig ironisch.«

»Ach was? Kommst du trotzdem?«

Nun lachte sie leise. »Ja, ich komme trotzdem.«

Wir verabschiedeten uns, und als ich den Hörer auflegte, spürte ich, dass meine Hände warm und verschwitzt waren. Dieses leise Lachen war immer noch in meinem Ohr. Es klang wundervoll.

Ich nahm die Quiche aus dem Ofen. Sie schmeckte großartig.

Paula trug einen dunkelgrünen, dicken Pullover und braune Wildlederhosen. Ihr Haar war frisch und erstklassig geschnitten, und das Make-up betonte ihre blauen Augen. Meine Selbstsicherheit vom Vortag zerbröselte, als sie mich anblickte und dieses zarte Schmunzeln aufsetzte. Ich hatte mich ebenfalls etwas zurechtgemacht, kam mir aber selbst in meinen besten Jeans und der neuen Lieblingsbluse neben ihr auf einmal plump und einfallslos vor. Ich hatte Tee gekocht, Zitronengrastee, und wir setzten uns ins Wohnzimmer. Paula fröstelte, obwohl es nicht sonderlich kalt war. Sie umschloss ihre Tasse mit beiden Händen und trank einige kleine Schlucke, nachdem sie zwei Stück Süßstoff hineingegeben und lange umgerührt hatte. Wir tauschten ein paar Belanglosigkeiten aus, dann ergriff ich die Initiative.

»Tut mir leid, dass du Probleme hast«, sagte ich und blickte sie an.

Sie schlug die Beine übereinander. »Im Grunde kann man alles in zwei Sätzen zusammenfassen«, kam sie ohne Umschweife zur Sache. Sie blies sich eine Haarsträhne aus dem Gesicht. »Satz eins: Meine Freundin will, dass wir zusammenziehen, aber das will ich nicht. Satz zwei: Meine Eltern wissen noch gar nicht, dass ich eine Freundin habe.« Sie hob die Hände. »Also eine Freundin, mit der ich eine Beziehung habe. Eine Liebesbeziehung.«

»Ach?«

»Sie sind so verdammt altmodisch und in ihren Auffassungen

mitten im vorletzten Jahrhundert steckengeblieben. Es würde sie vielleicht nicht gerade der Schlag treffen, dazu sind wir uns nicht nah genug, aber sie wären ziemlich perplex. Oder sagen wir besser: entsetzt«, fügte sie hinzu und nahm erneut ihren Löffel zur Hand.

»Sag nicht, dass sie noch auf Enkelkinder warten«, warf ich ein und war, gelinde ausgedrückt, ziemlich überrascht. Die selbstbewusste Paula wurde hypernervös, wenn es um ihre Eltern ging? Ich sah auf ihre Hände. Falls sie noch lange so weiterrührt, ist der Tassenboden durch, dachte ich. Ich wusste gar nicht, dass zwei Stück Süßstoff so lange brauchen, um sich aufzulösen.

»Nein, das haben sie schon vor einigen Jahren aufgegeben, immerhin. Aber eine lesbische Tochter ... Puh! Sie hatten immer sehr ehrgeizige Pläne mit uns.«

»Uns?«

Paula stellte ihre Tasse ab. Sie hatte plötzlich eine Falte zwischen den Augenbrauen. »Mit uns Kindern. Meinem Bruder und mir. Der Kleine sollte Ingenieur werden, wie mein Vater, und für mich schwebte ihnen eine Karriere als Ärztin oder Anwältin vor. Mein Bruder starb mit vierzehn Jahren bei einem Busunglück während einer Reise mit seinem Sportverein. Da war ich sechzehn. Später habe ich mich dann nach Frankfurt verzogen und nach ihrer Auffassung irgendwelchen neumodischen Kram in der Werbung gemacht. Nun bin ich wieder da, und über kurz oder lang wird ihnen klar werden, dass ich lesbisch bin. Auf die Reaktion freue ich mich nicht.«

»Das heißt, die Pläne und Wünsche deiner Eltern haben sich in keiner Weise erfüllt«, fasste ich zusammen.

»So kann man sagen. Und obwohl wir uns nur ganz selten sehen, ist es doch was anderes, in derselben Stadt zu leben. Es mag albern klingen, aber der Druck ist irgendwie deutlicher zu spüren.«

»Und du meinst nicht, dass sie es vielleicht nicht doch schon irgendwie ahnen könnten?« mutmaßte ich. »Eltern kriegen manchmal mehr mit, als man ihnen zutraut.«

Paula schüttelte den Kopf. »Nein, ganz bestimmt nicht. Sie denken, ich hätte hier und da mal einen Freund, nur eben nichts Festes, und würde ein etwas flippiges Leben führen, in dem der Beruf ganz und gar im Vordergrund steht. Ehrlich gesagt habe ich bislang auch nicht allzuviel getan, um sie von dieser Vorstellung abzubringen. Es war ja auch ganz bequem.«

»Sie werden dir schon nicht den Kopf abreißen«, beschwichtigte ich. »Und vielleicht sind sie ja aufgeschlossener, als du denkst. Das ist doch heute nun wirklich kein Thema mehr, vor allem hier in der Großstadt. Selbst unser Bürgermeister ...«

»Na, rate mal, wie sie das finden? Sie werden es als persönlichen Affront auffassen – als würde ich ihrem furchtbaren Unglück noch die Krone aufsetzen. Mit Absicht selbstverständlich. Besonders meine Mutter.« Paula klang bitter. »Ein Großteil ihres Lebens besteht aus ihrem toten Kind. Hört sich fürchterlich an, ist aber so.«

»Das liegt über zwanzig Jahre zurück«, wandte ich ein.

»Zweiundzwanzig Jahre. Wenn du ihr Haus betrittst, denkst du, es ist letzte Woche passiert.«

Ich schenkte uns beiden Tee nach. Paula schien immer noch zu frieren.

»Willst du deswegen nicht mit deiner Freundin zusammenziehen?« fragte ich nach einer kurzen Pause. »Weil es dann offensichtlich ist?«

Sie lehnte sich zurück und überlegte einen Moment. »Nein. Das ist nicht der Grund oder spielt nur eine untergeordnete Rolle. Ich bin einfach nicht für diese Art der Nähe – zwei Zahnbürsten im Becher, die Schuhe nebeneinander aufgereiht und so weiter –, und ich brauche viel Raum für mich allein. Das war schon immer so und wäre auch mit einem Mann nicht anders.«

Das verwunderte mich gar nicht. »Und Kim hat geglaubt, der

Umzug nach Berlin würde auch so was wie eine neue Etappe in eurer Beziehung einläuten?«

»Das ist sehr wahrscheinlich. Nun ist sie natürlich enttäuscht, aufgebracht, sauer.«

»Verständlich«, sagte ich, doch mein Mitgefühl hielt sich ehrlich gesagt in ziemlich überschaubaren Grenzen, und ich hoffte, dass mir meine Empfindungen nicht an der Nasenspitze abzulesen waren.

Sie sah mich an. »Tja, das sind die Dinge, die mir zur Zeit so durch den Kopf gehen und mich belasten. Natürlich ist das alles kein Grund, unfreundlich zu dir zu sein oder gedankenlos.«

Unhöflich – hast du gestern gesagt, dachte ich, sprach es aber nicht aus. Es war schön, sie bei mir zu haben – wie sie da vor mir saß und die Dinge ins rechte Licht rückte, fröstelnd ihren Tee trank und die spitzen Finger immer wieder streckte, um die Kälte zu vertreiben.

»Schon gut«, erwiderte ich. »Und was wirst du jetzt tun?«

»Tun?« Sie warf mir einen erstaunten Blick zu. »Du meinst, wegen Kim und meiner Eltern?«

»Ja, das meine ich.«

»Gar nichts. Abwarten. Kim kennt meine Meinung. Damit muss sie sich abfinden. Und was meine Eltern angeht: Sie werden es irgendwann erfahren, und dann haben wir wohl noch weniger miteinander zu tun als bisher. Das kann ich dann auch nicht ändern.«

»Bist du sicher?«

Paula stutzte. »Natürlich bin ich sicher. Was für eine Frage.« Sie schüttelte den Kopf. »Wie kommst du denn mit deinen Eltern klar?«

Ich lächelte. Sie fand es wohl höchste Zeit, das Thema zu wechseln und von sich abzulenken. »Oh, sie gehen mir oft ziemlich auf die Nerven. Und sie fragen sich seit Jahren, warum ich so scharf darauf bin, in einem Bistro zu stehen und Leute zu bedienen –

immerhin habe ich doch Abitur –, warum ich damals schwanger geworden bin, der Vater einfach verschwunden ist, ich mein Studium abgebrochen habe, wieso es später mit dem tollen Martin nicht geklappt hat und warum ich immer noch solo bin.«

Paula beugte sich lächelnd zu mir vor. »Hört sich nach langen nervigen Diskussionen an, aber sag mal, warum bist du denn immer noch solo?«

»Es lebt sich besser so – unkomplizierter, ruhiger.«

»Bist du sicher?«

»Nein.«

Als Paula ging, waren fast zwei Stunden vergangen. Ich stand am Fenster und sah ihr nach. War ich jetzt beruhigt, erleichtert, froh? Die Probleme, die sie mir geschildert hatte, waren sicherlich ernst und konnten einem, lapidar ausgedrückt, die Laune verderben, aber für Paula waren sie ja nicht neu. Und sie erklärten nicht alles. Natürlich nicht. Wahrscheinlich hatte ich ein Problem, und Paula war so nett gewesen, mir einen Teil ihres Verhaltens, mit dem ich nicht klarkam, als das Ergebnis von Familien- und Beziehungsstress zu verkaufen. Damit ich beruhigt war, erleichtert und nicht weiter nachfragte. *Meine Freundin will, dass wir zusammenziehen*, hatte sie gesagt. Nach einer großen Liebesgeschichte hörte sich das nicht gerade an.

Ich wandte mich vom Fenster ab und räumte das Geschirr in die Küche. Warum benutzte eine so schlanke Frau wie Paula Süßstoff?

Paulas Tagebuch

Es war gar nicht so schlimm, wie ich anfangs befürchtet hatte. Rieke war ganz Ohr. Manchmal sehe ich, dass ihr drei Fragen auf einmal auf der Zunge brennen, aber sie traut sich nicht, auch nur eine einzige davon zu stellen, oder sie weiß nicht, wie sie sie formulieren soll. Sie schürzt die Lippen und macht ganz große Augen. Was würde wohl passieren, wenn ich ihr mal näher käme? Mit einem Kuss zum Beispiel. Was für eine Idee! Sie würde sich vor Verlegenheit winden. Oder nicht? Erfahrungen mit Frauen hat sie nicht, da bin ich ganz sicher, doch sie ist sehr neugierig, und manchmal reizt mich das. Es war gut, dass ich mich entschuldigt habe. Ich will nicht, dass sie sauer auf mich ist. Oder verstört. Rieke kann ja nicht wissen, dass ich es grässlich finde, irgendwo unterwegs aufgestöbert zu werden. Das ist wie ein Überfall, und ich will nichts wie weg. Erst recht, wenn ich so in Gedanken bin, mich mit Trainingseinheiten beschäftige.

Kim hat bisher nicht angerufen. Das heißt, sie ist richtig sauer. Das kann ich dann auch nicht ändern – besser gesagt, ich will es gar nicht ändern. Soll sie in ihrer Schmollecke hocken bleiben, bis sie Spinnweben angesetzt hat. Es kann nicht allein darum gehen, was für sie wichtig oder richtig ist. Von einem solchen Schritt müssen beide hundertprozentig überzeugt sein. Doch die Sache ist wohl die, dass ich vermutlich niemals hundertprozentig von einer gemeinsamen Wohnung überzeugt wäre, egal wie groß, egal mit wem. Vielleicht ahnt sie das. Ich will die Möbel so stellen, wie ich es für mich brauche, in allen Zimmern. Meine Ordnung: meine Aufteilung im Kleiderschrank, im Schuhschrank, in den Regalen. Stiefel neben Stiefel und nicht neben Sportschuhen und Sandalen. Auf der Ablage unter dem Spiegel im Bad steht der Zahnputzbecher neben der Zahnpasta, und dazwischen liegt keine Bürste, kein Make-up. Mein fettarmer Quark. Wenn Kim zu Besuch kommt, kaufe ich für sie immer den normalen fettreduzierten Quark. In einen ihrer leeren Becher fülle ich meinen Magerquark um und mache mir ein Zeichen an der Seite. Eines, das nur ich erkennen kann. Immer wieder habe ich Angst, mal die Becher zu verwechseln. Statt null Komma zwei eins Komma fünf oder drei Komma fünf Prozent Fett.

Heute muss ich eine flotte Fahrradeinheit extra absolvieren. Nach dem Besuch bei Rieke war mir fast schlecht vor Hunger. In ihrer Wohnung roch es verdammt aufdringlich nach frisch Gebackenem, und als ich zu Hause war, habe ich trockenes Brot und Hähnchenfleisch in mich hineingeschlungen und noch zwei Äpfel obendrauf. Erst dann konnte ich mir Einhalt gebieten. So unkontrolliert war ich schon lange nicht mehr. Das muss wieder runtertrainiert werden. Aber Vorsicht, wenn ich häufig noch mehr Sport mache, führt das zu einer Vermehrung der Muskelmasse, und Muskeln wiegen dreimal soviel wie Fett. Das heißt, ich werde schwerer, wenngleich nicht fetter. Obwohl ich weiß, dass ich kein nutzloses schwabbeliges Fett ansetzen würde, sind die Zahlen auf der Waage ausschlaggebend. Vorhin gewogen – grässlich. Fast ein Kilo mehr als gestern. Das darf nicht sein. Eine leise, wütend zischende Panik steigt in mir hoch, bringt mein Herz heftig zum Klopfen und meine Hände in Unruhe. Ich mache Übungen mit dem neuen, stärkeren Theraband, bis mir der Schweiß in Bächen den Rücken hinabrinnt und meine Knie zittern: Bauch, Beine, Po; Bauch, Beine, Po; Arme, Rücken, Arme. Dreimal drei Serien. Dann trinke ich nur ein kleines Glas Wasser. Zwei Abführtabletten vor dem Schlafengehen. Die werden morgen früh wirken. Hoffentlich bin ich anschließend nicht so zittrig wie neulich. Zwei wichtige Termine stehen an, bei denen ich nicht patzen darf und voll da sein muss. Alles unter Kontrolle.

9

Morgens war es bereits frostig kalt. Der November gebärdete sich sibirisch, was mich aber nicht sonderlich beeindruckte. Wenn ich aufstand, hörte ich das vertraute Summen der Gastherme und freute mich auf ein warmes Badezimmer. Ich tapste gähnend durch die Wohnung und sortierte meine Gedanken, wischte die letzten traumverhangenen Schleier beiseite, räkelte mich. Eine Tasse Tee, Nachrichten im Radio, Notizen machen, den Tag planen.

Einige Tage nach dem Gespräch mit Paula war ich eines Morgens besonders zeitig im Laden. Ich erwartete Chris, der eine Lieferung Früchte vom Großmarkt abholte, und kümmerte mich um den Brot- und Baguetteteig. Außerdem setzte ich einen großen Topf Milch auf. Seitdem es so kalt war, bot ich eine Art sahnigen Kakaokaffee an, der sich als ziemlicher Renner erwiesen hatte. Zusammen mit einem Käse- oder Honigbrötchen und einem Schälchen Müsli war man fit für den Tag. Zumindest bis gegen Mittag, und dann konnte ja Nachschub besorgt werden – vorzugsweise bei mir.

Chris, der einmal in der Woche die großen Einkäufe erledigte, kam gegen halb acht und sah ziemlich müde aus. Wie den meisten Studenten fiel ihm das frühe Aufstehen schwer, und immer wenn ich ihm versicherte, dass das mit den Jahren erheblich leichter werden und irgendwann gar kein Problem mehr sein würde, besonders wenn die Kinder aus dem Haus waren, winkte er ab. Mit den Jahren ... Das hörte sich so verdammt alt und angestaubt an. Ich stöhnte auf, als ich die Rechnung durchging. Die Ananas sahen zwar wunderbar aus, doch der Preis war exorbitant.

»Na, warum hörst du nicht auf mich und nimmst einfach das Zeug aus der Dose, zumindest in dieser Jahreszeit? Das ist praktisch, sie sind leicht zu verarbeiten und stabil im Preis«, brummte Chris, während er sich einen Kakaokaffee genehmigte und den aufsteigenden Dampf über seiner Tasse wegblies. »Machen doch andere auch. Die fetten Werbesprüche und nichts dahinter.«

»Wir nicht«, gab ich zurück. »Was glaubst du wohl, warum wir so viele Stammkunden haben, die ja schließlich meinen frischgepressten Saft auch bezahlen?«

»Jaja, schon gut.« Er grinste. »Was liegt denn sonst so an?«

»Hm, warte mal.« Ich warf einen Blick auf meine Notizen. »Mehl brauche ich, Milch, Butter, Käse ... na ja, die übliche Liste.«

Chris nickte. »Kein Problem. Ich müsste nur zwischendurch mal ein paar Bücher abholen, wenn du nichts dagegen hast. Schließlich bin ich bald im Dienste der Menschheit tätig und muss hin und wieder die Nase in Fachlektüre stecken.«

Ich verdrehte die Augen. »Du liebe Güte, jetzt kommt die Arie wieder. Aber natürlich will ich dem Semmelweis des einundzwanzigsten Jahrhunderts keine Steine in den Weg liegen.« Ich lachte ihn an, und plötzlich hatte ich eine Idee. »Du kannst deine Bücher besorgen, wenn du noch einen kleinen Abstecher machst und bei einer Werbeagentur am Potsdamer Platz, Leipziger Straße, vorbeischaust.«

»Klar – werben wir jetzt überregional?«

»Du bist ganz schön frech für dein Alter. Nein, du bringst bitte einer Freundin von mir die schönste Ananas vorbei.«

»Hast du ihr den Freund ausgespannt oder schuldest du ihr Geld?« fragte Chris und leerte seine Tasse. »Oder hast du eines von beidem demnächst vor? Ich meine – nur dass ich weiß, was mich da erwartet.«

Ich grinste. »Spinner. Da erwartet dich eine sehr attraktive Frau, die dich ziemlich verblüfft ansehen wird. Aber das macht nichts. Bestell ihr liebe Grüße und guten Appetit beim gesunden und kalorienarmen Genuss.«

»Wörtlich?«

»Ja, durchaus.«

Chris zuckte die Achseln und machte sich wieder auf den Weg, nachdem ich ihm den Namen und die genaue Adresse aufgeschrieben hatte. Schließlich war es meine Sache, was ich mit meinen Früchten anstellte.

Den ganzen Tag über schielte ich immer wieder zur Tür und griff schneller zum Telefonhörer als sonst. Obwohl ich es besser wusste, wartete ich und genoss die Anspannung. Am späten Nachmittag, als ich gerade ein Blech Zitronenkuchen aus dem Ofen nach vorn gebracht hatte und ihn in großzügige Stücke teilte, vernahm ich feste Schritte, die sich dem Tresen näherten. Ich sah hoch und blickte in Georgs Gesicht. Er lächelte über meine Verblüffung.

»Ich dachte, ich setze meinen Hintern in Bewegung und lass mich mal wieder in der Stadt blicken, wie du es mir geraten hast«, sagte er und zeigte auf den Kuchen. »Der sieht richtig gut aus, davon hätte ich gerne.«

»Ein oder gleich zwei Stücke?«

»Erst mal probieren.«

Ich stellte einen Teller vor ihn hin, und er langte herzhaft zu.

»Schön, dich zu sehen«, sagte ich. »Wie gefällt es dir denn so in der Stadt?«

»Ziemlich voll und laut, wenn ich ehrlich bin. Nicht mehr meine Sache«, gab er zwischen zwei Bissen zurück. »Aber der Kuchen ist gut. Hat sich gelohnt, meine Bude zu verlassen.«

Das war ein Kompliment erster Güte. »Möchtest du einen Milchkaffee?«

Er nickte. Die Tür wurde geöffnet, und ein dünner Luftzug traf mich. Ich wandte den Kopf und schaute direkt in Paulas Gesicht. Sie schloss die Tür und sah mich an. Ich lächelte, und sie kam langsam näher. Das war ein Augenblick, den ich am liebsten festgehalten hätte. Allein dafür hatte sich die Ananas gelohnt. Georg hob den Kopf, als wir uns begrüßten, und ich stellte die beiden einander vor.

»Ein alter Freund«, sagte ich zu Paula, und sie gab ihm mit einem unverbindlichen Lächeln die Hand. »Er hat meine Wohnung und den Laden hier ausgebaut und ist außerdem der beste Hobbykoch weit und breit.«

»Ah ja. Eine Kombination, die man auch nicht alle Tage trifft«, erwiderte sie.

Georg zog die Schultern hoch. »Ja, kann sein.«

Paula nickte zustimmend. Georg nickte zurück.

Wenn die beiden so weitermachen, muss ich bei dieser wild sprudelnden Unterhaltung Redezeit verteilen, dachte ich und erwischte mich bei dem Gedanken, dass es mir lieber gewesen wäre, wenn Georg sich einen anderen Tag, eine andere Zeit für seinen Stadtbesuch ausgesucht hätte. Er rückte ein Stück zur Seite, damit Paula sich bequem auf den Hocker neben ihm setzen konnte.

»Einen Kaffee?« fragte ich sie.

»Gute Idee.«

Ich reichte ihr eine Tasse, und der Milchkaffee für Georg fiel mir wieder ein. Ich holte mein Versäumnis nach. Dann trat ein Gast an den Tresen, um zu bezahlen. Einen Moment später war es still.

»Die Ananas war köstlich«, sagte Paula schließlich und lächelte mich an. »Vielen Dank.«

»Freut mich«, gab ich zurück.

Georg schaute langsam von ihr zu mir und dann wieder zu Paula. »Sind Sie die alte Schulfreundin, die nicht gerne isst?«

Ich zuckte zusammen. Paula verschränkte die Arme vor der Brust. Das gefiel ihr nicht.

»Wie gesagt, Georg ist ein hervorragender Koch«, erläuterte ich eilig. »Als ich dich letztens erwähnte, schlug er vor, dass du mal mitkommst, wenn ich ihn wieder in Teltow besuche. Ich bin mir aber ziemlich sicher, dass du seine üppigen und deftigen Gerichte nicht zu schätzen wüsstest, und das habe ich ihm gesagt.«

Georg warf mir einen langen fragenden Blick zu, bei dem mir zunehmend unbehaglicher wurde.

»Nun, Ananas esse ich zum Beispiel mit Vorliebe«, sagte Paula. »Im allgemeinen ist mir Essen jedoch nicht besonders wichtig, und vieles vertrage ich nicht – zu fett, zu süß, zu schwer und so weiter.«

»Ach so.« Georg klang alles andere als überzeugt, und ich fragte mich, was es an dieser Erklärung in Frage zu stellen gab.

»Müssen sich ja nicht alle so fürs Essen begeistern wie wir«, meinte ich. So eine bescheuerte Unterhaltung, fuhr es mir durch den Kopf. Ich wischte zum dritten Mal über den Tresen.

»Ich muss wieder los«, sagte Paula und stand auf. »Ich wollte mich nur rasch bei dir bedanken. Hast du Lust, mal mit mir ins Theater zu gehen? Ich könnte uns günstig Karten besorgen.«

»Gern.« Meinetwegen hätte es auch ein Eishockeyspiel, eine schwedische Tanzvorführung oder ein Vortrag über barocken Violinenbau zur Zeit von Papst Pius dem dreiunddreißigsten sein können.

»Schön, ich melde mich.« Paula verabschiedete sich.

Als sich die Tür hinter ihr schloss, wollte ich zum vierten Mal über den Tresen wischen. Georg hielt meine Hand fest. »Sag mal, was ist denn mit dir los?«

»Was soll denn los sein?«

»So kenne ich dich gar nicht.« Er nahm mir den Lappen weg und legte ihn beiseite.

»Was meinst du denn mit *so?*«

Er schüttelte den Kopf. »Ich weiß auch nicht. Verlegen oder so was in der Art. Ist irgendwas Besonderes mit dieser Paula?«

»Sie ist was Besonderes.«

»Ach so, na dann.« Er kramte den unvermeidlichen Zigarrenstumpen aus einer Innentasche seiner Jacke, packte ihn aber rasch wieder ein, als ich den Kopf schüttelte. Der stinkende Qualm grenzte fast an Körperverletzung und gehörte nicht ins Bistro. »Sag mal, wann hast du denn die Seiten gewechselt?« fragte er.

Ich kniff die Augen zusammen. »Georg ...«

»Soll ich die Klappe halten?«

»Ach, ich weiß nicht.« Ich nahm den Lappen erneut zur Hand, feuchtete ihn an und wienerte dann hingebungsvoll die Espressomaschine.

»Hm, na ja. Sehr gesund sieht sie übrigens nicht aus, deine Paula. Schmales Hemd, blass, nervös. Na, kein Wunder – schwarzer Kaffee und Ananas. Und das um diese Jahreszeit.« Er schüttelte den Kopf und kraulte sich den Bart. »Da kann ja nichts Vernünftiges draus werden.«

Ich verdrehte die Augen. Er klang wie meine Großmutter, wenn die ihre berüchtigten Vorträge gehalten hatte, was auch schon einige Jährchen zurücklag.

»Georg, du gehörst noch zu der Generation, die es wichtig findet, für wie auch immer geartete Notzeiten ein paar Kilo extra auf den Rippen zu haben, und außerdem der Meinung ist, dass eine Frau sowieso etwas rundlich sein sollte, damit sie weiblicher wirkt«, sagte ich energisch. »Wir haben aber keine Notzeiten mehr, es herrscht nach wie vor Überfluss, wenn auch oft viele jammern, und die meisten Frauen wollen heutzutage sportlich und schlank sein. Das ist Paula ohne Zweifel, und sie fühlt sich wohl so. Mir ist das alles gar nicht wichtig, ich schere mich auch nicht um irgendwelche Schönheitsideale, aber das muss schließlich jede selbst wissen. Ich könnte dir mindestens zwei Frauen aus meinem Bekanntenkreis nennen, die sie glühend um ihre Figur beneiden und ihre rechte Kniescheibe hergeben würden, um so auszusehen wie sie.«

»So ein Quatsch«, brummte Georg. »Bleich wie ein Leinentuch und nichts auf den Rippen. Was soll denn daran schön sein? Geschweige denn gesund.«

»Sie muss nicht dir gefallen.«

»Nö. Aber sag mal – magst du es denn, wie sie aussieht?«

»Das spielt auch keine Rolle, aber wenn du schon so fragst – ich finde, dass sie klasse aussieht. Und wenn sie fünf Kilo mehr hätte, würde ich wohl das gleiche sagen. Im übrigen«, ich stützte die Ellenbogen auf den Tresen und fixierte Georg, »warum ereifern wir beide uns eigentlich über Paula? Es ist doch ihre Sache, ob sie Ananas und Kaffee Döner und Pommes vorzieht und lieber ein paar Kilo weniger wiegt.«

»Das allein ist es nicht.«

»Was ist es dann?«

»Na, sagen wir mal so – ich habe eine Nase für …«

»Ja?«

»Wie soll ich sagen? Hm, für Leute, die unter Strom stehen.«

»Paula hat einen anstrengenden Job, der sie manchmal vierzehn Stunden am Tag beschäftigt, sie trägt viel Verantwortung und …«

»Warum verteidigst du sie eigentlich andauernd?«

Bevor ich antworten konnte, wies Georg mit dem Kopf auf zwei Tische. »Ich glaube, die Leute wollen bezahlen.«

Er hatte recht. Ich kassierte und stellte dann fest, dass es bereits kurz nach sechs war. Die letzten Gäste gingen. Während ich die Stühle hochstellte, stand Georg auf und knöpfte sich die Jacke zu.

»Na, dann will ich mal los«, sagte er. »Kommst du mal wieder rum?«

Ich brachte ihn zur Tür. »Ja, bestimmt. Bald.« Irgendwie hatte ich plötzlich einen Kloß im Hals. Es wäre schön gewesen, sich einfach nur über Paulas Besuch und über ihre Einladung ins Theater zu freuen. Statt dessen musste ich mir anhören, welche Maße nach Georgs Ansicht in Ordnung oder nicht in Ordnung waren und dass Paula unter Strom stand. Natürlich tat sie das. Das standen die meisten heutzutage. Georg nicht, und das war genau der Grund, warum er wichtig für mich war. Ich drückte seinen Arm. »Komm gut nach Hause.«

»Werd ich.« Er lächelte. »Keine Sorge.«

Ich schloss hinter ihm ab. Eine halbe Stunde später ging ich in meine Wohnung hinauf. Ich war rechtschaffen müde, und ich hatte keine Lust, über diesen Tag nachzudenken. Paula und ich würden ins Theater gehen, und wenn sie unter Strom stand, dann war es eben so. Mich störte das nicht. Hauptsache Paula.

Sie hielt ihr Versprechen. Keine Woche später saßen wir im Schillertheater, auf sehr guten Plätzen. Das Stück spielte irgendwann im vorletzten Jahrhundert, doch das Bühnenbild war modern –

karg, verwirrend, nicht der Wirklichkeit entlehnt. Die Figuren bewegten sich hölzern, aber die Dialoge waren klasse. Voller Witz und Schärfe. Paula lachte oft. Und ich ließ ihr Lachen in mir nachklingen. In der Pause trank sie Mineralwasser und ich ein Glas Sekt. Mir war kalt vor Aufregung, und zugleich glühten meine Wangen. Sie würde mich nach Hause fahren, und das interessierte mich mehr als der zweite Teil des Stückes.

Ich hatte keine großen Hoffnungen, dass sie noch auf einen Sprung mit hinaufkommen würde, doch ich versuchte natürlich trotzdem mein Glück, als sie direkt vor meiner Haustür einen Parkplatz fand.

»Noch einen Kaffee?« fragte ich. »Oder einen Tee zum Aufwärmen?«

Paula parkte ein und stellte den Motor ab, machte aber keine Anstalten auszusteigen.

»Ich muss früh raus.«

»Ich auch«, erwiderte ich mutig.

Sie lächelte.

»Bekommst du am Wochenende Besuch?«

»Nein.«

Ich nickte. Ich sah zum Seitenfenster hinaus. Plötzlich spürte ich ihren Atem an meiner Wange. Ich wandte ihr langsam den Kopf zu, und alles war ganz nah. Noch nie war mir eine Frau so nah gewesen.

»Was für eine reizende Idee mit der Ananas«, flüsterte sie und strich mir mit einem Finger über die Nase. »So was hat mir noch niemand geschenkt. Hat dich schon mal eine Frau geküsst?«

»Hunderte«, flüsterte ich.

»Und wie fandest du es?«

»Ganz nett.«

Der Finger fuhr über meine Lippen. Als sie mich küsste, dankte ich dem lieben Gott für die Erfindung der Ananas, und ich schwor mir, am nächsten Morgen gleich zwölf Kisten zu ordern. Koste es, was es wolle. Sie hob den Kopf, als hätte ich den Gedanken laut ausgesprochen.

»Ich rufe dich an«, sagte sie, und es war Zeit auszusteigen.

Einen Augenblick später stand ich an der Bordsteinkante und sah ihrem Wagen nach. Was wohl meine Eltern dazu sagen würden. Und meine Tochter.

Paulas Tagebuch

Es ist viel geschehen, und ich bin froh, hier meine Gedanken ordnen zu können. Der Reihe nach.

Ich fühlte mich ganz leicht und heiter nach diesem Abend im Theater, und gleichzeitig fragte ich mich, ob ich vollkommen verrückt geworden war. In was für eine Situation habe ich mich und Rieke da hineinmanövriert? Und was ist mit Kim?

Gleich am nächsten Tag haben wir uns fürs Wochenende verabredet. Ich hörte Riekes Aufregung, die ihre Stimme ganz kieksig machte. Am Samstagabend verwendete ich besonders viel Sorgfalt bei der Auswahl meiner Kleidung. Ich betrachtete mich lange im Spiegel. Wenn doch bloß die Oberschenkel schlanker wären! Aber die schwarze Hose kaschierte das. Als ich den Mantel überzog, klingelte es. Ich erschrak. War das etwa Rieke? Unangemeldet? Als Überraschung? Oder war es ein Missverständnis? Nein, ich erinnerte mich genau, dass wir uns am Kino verabredet hatten. Niemals würde ich da etwas im unklaren lassen – kein Spielraum für Überraschungen. Es klingelte ein zweites Mal. Vielleicht ein Bote mit wichtigen Unterlagen aus dem Büro. Aber dann hätte man mich benachrichtigt. Ich nahm langsam den Hörer von der Gegensprechanlage.

Meine Güte, hast du etwa gepennt? Das wäre ja mal was ganz Neues. Die immer aktive Paula macht am Samstagabend ein Nickerchen!

Kim. Es war Kim.

Nun mach schon auf, ich stehe mir hier die Beine in den Bauch. Ich bin da: kleine Überraschung.

Ich hasse kleine wie große Überraschungen, dachte ich sofort.

Du willst mich doch nicht etwa auf der Straße stehen lassen?

Nein, nein. Ich drückte auf den Türsummer, und keine dreißig Sekunden später wirbelte sie mir entgegen – mit breitem lautem Lachen, hektischen Bewegungen und ihrer großen Reisetasche. Da kriegt man Klamotten für vierzehn Tage rein.

Hallo, Süße, nun guck doch nicht so perplex! Ich bin es, deine herzallerliebste Kim. Sie schleuderte die Tasche quer durch den Flur und warf sich in meine Arme. Wir sollten den Streit beilegen und uns schleunigst wieder vertragen, was hältst du davon? Sie drückte ihr Gesicht an meinen Hals, ihre Arme umschlangen meine Taille. Na komm, sei nicht so steif, lach doch mal, küss mich. Du hast doch hoffentlich frei?

Ich atmete tief durch. Nein.

Wie – nein?

Ich habe nicht frei.

Es ist Wochenende, Samstagabend.

Das spielt keine Rolle.

Ihr freudiger Gesichtsausdruck zerfloss. Ist es denn so wichtig? Wir müssen dringend reden, Paula. Kannst du nicht absagen, nur dieses eine Mal? Was liegt denn überhaupt an?

Ein Kinobesuch mit Rieke. Der Satz war heraus, bevor ich auch nur denken konnte, dass es besser wäre, den Mund zu halten oder vage von einem beruflichen Termin zu sprechen.

Kim starrte mich an. Ein Kinobesuch? Den kannst du nicht absagen oder verschieben? Und wer bitte schön ist Rieke? Eine besonders wichtige Kundin, der du den Abend versüßen musst?

Eine alte Freundin.

Kim musterte mich von oben bis unten. Du siehst schnieke aus, verdammt schnieke sogar. Eine alte Freundin, sagst du? Interessant. Sie ging steifbeinig ins Wohnzimmer, warf ihr Haar über die Schulter, und ich folgte ihr. Die Zeit wurde langsam knapp. Der Abend war sowieso hin. Sie hatte einfach die Regie übernommen und alles durcheinandergebracht.

Lass uns Nägel mit Köpfen machen, sagte Kim plötzlich, fixierte mich und setzte sich aufs Sofa.

Ich nickte, rief Rieke, die sich schon auf den Weg gemacht hatte, über Handy an und sagte ihr, dass etwas Wichtiges dazwischengekommen sei, das ich nicht verschieben könne und ihr deshalb leider absagen müsse. Sie zeigte Verständnis. Rieke hat immer Verständnis. Dabei war sie ganz leer vor Enttäuschung. Das hörte ich genau. Kim beobachtete mich, während ich sprach. Ihre Augen waren düster.

Du willst mich also abservieren? stellte Kim fest.

Ich will dich nicht abservieren, ich –

Ach, hör auf mit diesem Theater! Hast du mit ihr geschlafen?

Nein, das habe ich nicht.

Aber bald, nicht wahr? Weißt du, woran ich das merke – du bist so eifrig, so hingebungsvoll, so wahnsinnig aufmerksam. Es sei denn, es geht um mich. Mich willst du schon lange loswerden. Wer weiß – vielleicht hast du deshalb Frankfurt verlassen. Ich gehe dir auf die Nerven, rücke dir zu sehr auf die Pelle. Dabei fällt mir ein: Steht sie eigentlich auf dünne Frauen, so wie wir beide?

Was? Ich stockte.

Nun, das muss man ja schließlich mögen, dieses Knochige, Fleischlose, Dürre.

Was redest du da?

Ich sage, wie es ist. Oder nimmst du das eine oder andere Pfund zu, wenn es ihr lieber ist? Kann ich mir zwar nicht vorstellen, aber man weiß ja nie.

Mir wurde kalt.

Vielleicht hast du ja sogar schon das eine oder andere Pfund zugenommen, damit ihr es etwas kuscheliger habt und es nicht so auffällt, wie wichtig dir deine Magerkeit ist? Sie lächelte. Nein? Sie musterte mich von oben bis unten. Oder etwa doch? Nicht auszuschließen. Das geht schneller, als man denkt.

Mein Mund fühlte sich eingefroren an – ich konnte nichts sagen, aber ich verspürte Lust, sie zu schlagen. Nein, ich habe nicht zugenommen, sagte ich langsam.

Ganz sicher nicht?

Ich fröstelte. Es ist besser, du gehst jetzt.

Sie stand auf. Ja, ich gehe. Hast du wirklich geglaubt, ich hätte nie gemerkt, dass du ständig Angst hast, zuzunehmen, dass du immer so wenig isst und dauernd Sport machst, um Kalorien abzubauen?

Ja, das hatte ich geglaubt.

Tja, so ist das Leben, du hast eben doch nicht alles im Griff.

Sie erhob sich und ging ohne ein weiteres Wort an mir vorbei zur Tür hinaus.

Zwei Minuten später hatte ich mich ausgezogen und stand auf der Waage. Ein Pfund mehr. Ein ganzes Pfund. Sogar sechshundert Gramm. Ich zitterte. Na warte, dachte ich. Du wirst schon sehen, was du davon hast.

10

Ich hatte keine Lust, allein ins Kino zu gehen. Natürlich nicht. Die Enttäuschung wog so schwer, dass es fast schon lächerlich war. Meine Güte, aufgeschoben ist nicht aufgehoben, ermahnte ich mich, wahrscheinlich muss sie noch mal ins Büro und stundenlang telefonieren oder über ihrem Schokoriegel brüten, bis ihr Kopf ganz dumpf ist. Besonders fröhlich hatte sie nicht geklungen. Warum sollte sie auch? Schließlich war ja unser Treffen geplatzt. Haha. Ich fuhr nach Hause und nahm einen Berg Bügelwäsche in Angriff.

Paula meldete sich weder am selben Abend noch am darauffolgenden Sonntag. Ich schrieb ihr eine SMS, bekam aber keine Antwort. Stress, sagte ich mir, sie steckt absolut im Stress. Sie will mich nicht sehen. Sie bereut, was geschehen ist und wird sich mit Kim versöhnen. Ich war nervös, so nervös, dass mir am Montagmorgen zum ersten Mal seit vielen Jahren das Brot misslang. Als Maren um neun Uhr kam, überließ ich ihr das Feld und verzog mich ins Büro, obwohl es genug für zwei zu tun gab.

Ich hatte Paulas Visitenkarte in meinem Portemonnaie; seit Monaten bewahrte ich sie dort auf. Ich legte sie vor mich auf den Schreibtisch, und nach einer Minute intensiven Grübelns wählte ich die Nummer der Werbeagentur. Unter ihrer Durchwahl ging niemand ans Telefon, also rief ich im Sekretariat an.

»Die Chefin ist nicht im Haus«, erklärte mir eine junge, dienstbeflissene Stimme. »Kann ich etwas ausrichten oder Sie mit einem Mitarbeiter verbinden?«

»Nein, nein, vielen Dank. Wissen Sie denn, wann sie kommt?«

»Heute nicht mehr. Wenn es sehr dringend ist, sollten Sie es über ihr Handy versuchen.«

Ich bedankte mich und legte auf. Das Handy war ausgeschaltet. Warum sollte Paula, wenn sie geschäftlich unterwegs war, ihr Handy ausschalten? Ich rief kurzerhand erneut in der Werbeagentur an.

»Ich erreiche sie über Mobilfunk nicht«, erklärte ich der dienstbeflissenen Stimme. »Sie hat ihr Handy ausgeschaltet, und das ist eher ungewöhnlich. Da wir einen Termin vereinbaren wollten, bin ich, ehrlich gesagt, etwas irritiert.«

»Oh.« Die junge Frau schien auch irritiert. »Na, wenn das so ist, kann ich wohl deutlicher werden. Die Chefin hat sich krank gemeldet, und wahrscheinlich will sie im Moment nicht gestört werden.«

»Ach ... na, da kann man natürlich nichts machen. Vielen Dank für die Auskunft.«

Vielleicht war es ihr schon vor zwei Tagen nicht gutgegangen. Aber warum hatte sie nichts gesagt? Was wäre denn dabeigewesen, eine Erkältung oder was auch immer als Grund anzuführen? Wahrscheinlich hätte ich ihr sogar angeboten, Tee zu kochen, Hustensaft und Nasentropfen zu besorgen, Wadenwickel zu machen, das ganz besonders gern, und die fürsorgliche Krankenschwester zu geben. Darin war ich richtig gut. Sie hatte nicht erkältet geklungen. Und sie hatte mich noch nie zu sich nach Hause eingeladen.

Ich versuchte ein letztes Mal, Paula über Festnetz und Mobilfunk zu erreichen – ohne Erfolg. Anschließend telefonierte ich mit Chris, der Zeit hatte, einzuspringen, und nahm mir den Rest des Tages frei.

Paula wohnte in Zehlendorf in einem dreistöckigen klassizistischen Altbau mit hohem schmiedeeisernem Zaun, gepflegtem Vorgarten und Messingschildern mit schwungvoll eingravierten Namen. Im Erdgeschoss residierte ein Architekt, im ersten Stock ein Steuerberater mit seiner Kanzlei, und oben hatte Paula ihre Wohnung und ein zusätzliches Büro der Werbeagentur. Immer im Einsatz. Ich drückte den Klingelknopf. Und wenn sie nicht aufmachte? Ich schluckte und drückte ein zweites und drittes Mal, wobei ich den Finger lange auf dem Knopf ließ. Als ich hochschaute, bemerkte ich eine Bewegung am Fenster im dritten Stock. Ich winkte. Kurz darauf knackte es in der Gegensprechanlage.

»Rieke?« fragte Paula, und ihre Stimme klang so blechern, dass ich Mühe hatte, sie zu verstehen.

»Ja. Du bist krank?«

»Ach, geht schon, halb so wild. Ein bisschen Durchfall«, sagte sie. »Woher weißt du das?«

Ich verlagerte mein Gewicht von einem Bein aufs andere. »Warum lässt du mich nicht rein, dann erzähl ich es. Außerdem bin ich gut im Teekochen.«

»Ach ... Das ist nicht nötig ... Ich meine ...«

Es war unglaublich – sie wollte mich wirklich auf der Straße stehen lassen. »Paula, nun mach schon auf!«

»Hör mal, es geht mir nicht besonders, und ...«

»Genau deshalb. Nun mach schon auf!«

Ich konnte mich nicht erinnern, jemals so energisch mit Paula gesprochen zu haben, aber es wirkte. Der Türsummer schnarrte leise, und ich betrat das Haus. Als ich die Treppen erklommen hatte, stand Paula bereits in der halbgeöffneten Tür. Sie war bleich. Der dunkle Jogginganzug betonte ihre ungesunde Gesichtsfarbe. Ich versuchte ein Lächeln. Sie auch. Dann gab sie die Tür frei. »Komm rein.«

Ein heller, geräumiger Flur empfing mich. An der Garderobe hing eine Jacke, die ein wenig verloren wirkte, selbst noch als ich meine dazugehängt hatte. Rechts ging die Küche ab, links ein Bad, wie dem kleinen Türschild zu entnehmen war, und das Büro. Paula führte mich durch eine Schiebetür in einen großen Raum. Eine weiße Sitzecke befand sich am Fenster. Auf hohen Stahlregalen mit gläsernen Böden standen säuberlich angeordnet Bücher, eine Stereoanlage, Fernseher und Videogerät sowie Zeitschriften. Hier hatte alles seinen Platz. Eine weitere Tür war geschlossen. Wie ordentlich alles war. Und wie karg. Der Raum wirkte nicht wie bewohnt. Ich ging jede Wette ein, dass Paula noch kein einziges Mal auf dem Sofa gelegen und sich dort eine Ruccola-Schinken-Pizza mit doppelt Käse hatte schmecken lassen, während sie in einem Buch geschmökert oder sich einen Krimi angeguckt hatte. Wahrscheinlich nicht mal ein dünnes Leinsamenknäckebrot mit Tomate und Frischkäse, Magerstufe natürlich.

»Setz dich doch«, sagte Paula, während ich mich umsah. Sie stand noch in der Tür. »Möchtest du etwas trinken?«

Ich drehte mich zu ihr um. »Du musst jetzt nicht die perfekte Gastgeberin spielen. Du bist krank. Geh am besten wieder ins Bett, und ich bringe dir etwas zu trinken.«

Sie blickte mich einen Moment stumm an. »Ja, okay. Ich fühle mich ziemlich elend.«

Durch die zweite Tür gelangte man in einen weiteren Flur. Am Ende befand sich Paulas Schlafzimmer. Eine Wand wurde von einem Kleiderschrank eingenommen, gegenüber standen ein Futon und ein niedriges Tischchen. Bis auf die zerwühlte Decke war auch hier alles ordentlich und perfekt. Paula ließ sich auf dem Futon nieder und zog die Decke über ihre Beine. Ich sah, dass ihre Hände zitterten.

»Was genau hast du denn nun?« fragte ich und setzte mich kurzerhand auf den Boden. Im Schneidersitz, wie damals.

»Durchfall. Habe ich öfter mal. Nicht so schlimm, nur ziemlich unangenehm.«

»Warst du deswegen schon mal beim Arzt?«

»Ach was. Das dauert meist ein, zwei Tage, und dann ist gut. Was soll ich da beim Arzt?« Sie versuchte wieder ein Lächeln, das ebensowenig gelang wie beim ersten Versuch.

»Paula, du siehst richtig schlecht aus. Ich finde ...«

»Rieke, du bist ganz reizend. Aber ...« Sie rappelte sich plötzlich mühsam hoch. »Entschuldige ...«

Ich stand auf und ergriff ihren Unterarm, um ihr hochzuhelfen. Sie eilte mit unsicheren Schritten nach nebenan ins Bad. Als sie einige Minuten später zurückkehrte, war sie noch weißer als zuvor und ließ sich in die Kissen fallen.

»Du musst viel trinken«, empfahl ich ihr in aufgesetzt munterem Ton. »Ich werde dir jetzt Tee kochen.«

Schwarzen Tee mit etwas Salz und Zucker erinnerte ich mich. Sie schloss die Augen und nickte. Ihre Hose war verrutscht, und ich sah, wie dünn sie war. »Meinst du, ich finde mich so ohne weiteres in deiner Küche zurecht? Ich brauche Tee, Zucker, Salz.«

Sie öffnete die Augen. »Zucker? Lieber ungesüßt.«

Ich stand auf. »Du brauchst etwas Energie, Paula. Deswegen der Zucker.«

Sie drehte den Kopf zur Seite, und ich ging durch Flur und Wohnzimmer zurück in den vorderen Teil der Wohnung. Die Küche war übersichtlich gestaltet, und ich hatte keinerlei Mühe, den Tee zu finden. Salz gab es auch. Doch Zucker zu finden war schon schwieriger. Schließlich fiel mir ein silbernes Döschen mit braunem Kandis in die Hände, das sie wahrscheinlich für Gäste bereithielt. Als ich ins Schlafzimmer zurückkehrte, war sie gerade eingeschlafen. Ich stellte die Thermoskanne ab und betrachtete einen Moment ihr Gesicht mit den dunklen Ringen unter den Augen. Dann schlich ich auf leisen Sohlen wieder hinaus, um das Bad zu benutzen. Einen Augenblick lang überlegte ich, auf die andere Toilette zu gehen, falls Paula irgendeines von diesen höchst unerfreulichen kleinen Tierchen im Darm hatte, auf die ich nicht gerade scharf war, dann zuckte ich die Achseln. Ich steckte mich nicht so schnell an, und wenn es ein schnelles Tierchen war, dürfte es längst passiert sein. Das Bad war groß, hell gefliest, mit einer runden Duschkabine und einem metallenen Wandschrank. Auf dem Rand der Badewanne stand nichts herum, kein Badeschaum, kein Haarshampoo, erst recht kein Quietscheentchen. Ich öffnete den Schrank, um eine neue Rolle Toilettenpapier herauszuholen, und war verblüfft, welch präzise Ordnung dort herrschte: oben Handtücher, farblich voneinander abgesetzt, unten Toilettenpapier, dazwischen zwei Regalböden mit verschiedenen Dusch- und Haarwaschmitteln, Make-up, alles für die Haar- sowie Zahnpflege und so weiter und so fort. Wie im Katalog moderner Einrichtungshäuser. Ich nahm gleich zwei Rollen Toilettenpapier heraus, eine dritte fiel mir entgegen, und ich schob sie wieder nach hinten. Dabei stieß ich an etwas, das da nicht hingehörte. Ich bückte mich und entdeckte ein dickes Schreibheft mit abgegriffenem Einband, fast ein Buch, das hinter die Rollen geklemmt war. Ich grinste. Auch die ordentliche Paula schien sich hier und da etwas durchgehen zu lassen – wie beruhigend. Wahrscheinlich saß sie gern auf dem Klo und notierte sich ihre Ideen. Es sollte ja Leute geben, die auf dem Örtchen ausgesprochen kreativ waren und dort die großartigsten Einfälle hatten. Ich wollte das Buch wieder an seinen Platz zurücklegen. Das Bild von einer gemütlich auf dem Klo sitzenden Paula – die Kladde auf den Knien und einen Bleistift zwischen den Zähnen, während sie in aller Gemütsruhe ihr Geschäft verrichtete, womöglich noch leise summte und mit sich selbst sprach – war ein echter Stilbruch und wollte mir partout nicht in den Kopf. Ich zögerte. Das passte vorn und hinten nicht. Es geht dich nichts an, dachte ich. Vielleicht doch.

Ich öffnete die Kladde und blickte auf eine handschriftlich und dennoch überaus sauber geführte Tabelle mit Spalten für Datumsangaben, Zahlen und Anmerkungen. Gewicht in Kilogramm, mit Kleidung, ohne Kleidung, nach der Toilette, vorher, morgens, abends, zwischendurch, vor dem Sport, nach dem Sport. Seite für Seite. Tag für Tag. Seit Jahren. Trainingseinheiten auf dem Ergometer in Minuten und Kilometer, Gymnastik mit dem Theraband in Minuten. Kalorien verbraucht, Kalorien verzehrt. Zwei Dulcos. Dulcos? Was war das? Ich ließ das Heft sinken. Ich fühlte mich elend. Liebe macht blind? Wahrscheinlich, aber ich hätte ... Hätte, könnte, sollte. Ich hatte aber nicht. Für Selbstvorwürfe war später noch genug Zeit. Ich verstaute das Buch und ging wieder zu Paula. Sie war wach geworden und blickte mich an. Ich goss ihr Tee ein, und sie trank ihn Schluck für Schluck. Kurz darauf stürzte sie erneut auf die Toilette und konnte sich kaum noch auf den Beinen halten, als sie wieder in der Tür stand. Ich half ihr ins Bett. Sie war verschwitzt, und zugleich fühlte sie sich eiskalt an.

»Ich werde einen Arzt holen, Paula«, sagte ich.

Sie schüttelte den Kopf. »Nicht nötig.«

»O doch, meine Liebe.«

»Bitte nicht. Ich will nicht ...«

»Der junge Mann, der dir die Ananas gebracht hat, ist Medizinstudent«, unterbrach ich sie. »Wir werden ihn um Rat fragen. Er ist ein netter Junge. Ich bin nicht besonders bewandert, was Durchfallgeschichten angeht, aber ich weiß, dass mit einem hohen Flüssigkeitsverlust nicht zu spaßen ist.« Und bei deinem Zustand sowieso nicht, fügte ich in Gedanken hinzu.

Sie war zu schwach, um länger zu protestieren, und ich griff nach meinem Handy. Chris ging ans Telefon, hörte sich meine kurze Beschreibung an und erklärte dann, dass Maren für ein Stündchen allein zurechtkommen und er sich sofort auf den Weg machen würde. Zwanzig Minuten später war er da.

»Sie müssen ins Krankenhaus«, sagte er, nachdem er Paula befragt, ihren Bauch abgetastet und die Haut auf Austrocknung untersucht hatte, ohne sich um ihren fast abweisenden Gesichtsausdruck zu kümmern. Ich hatte mich währenddessen ans Fenster gestellt und eifrig nach draußen geschaut.

»Unsinn«, sagte sie. »Ich hatte das schon öfter …«

»Auch so schlimm?«

»Na ja …«

»Und die Nieren tun auch ein bisschen weh, nicht wahr?« fragte Chris.

Sie antwortete nicht.

»Hören Sie, Paula, Sie müssen eine Infusion bekommen, um den Flüssigkeits- und Mineralstoffverlust auszugleichen, und zwar bald – bevor sich Ihre Nieren deswegen komplett abmelden. Dafür sind Sie dann aber auch in einigen Tagen wieder fit.«

Ich drehte mich um, Chris sah mich an und bedeutete mir, mit nach draußen zu kommen. Er schloss die Tür hinter uns.

»Ist es wirklich so ernst?« fragte ich leise.

»Ihr wolltet meine Meinung hören, und die habe ich gesagt. Ich bin zwar noch kein richtiger Arzt, aber dass die Lady ein echtes Problem hat, erkenne ich zehn Meilen gegen den Wind. Übrigens nicht nur, was den Durchfall angeht, aber das dürfte dir wohl klar sein.«

Ich zuckte zusammen.

»Sie braucht eine Einweisung«, fuhr Chris fort. »Soll ich mich darum kümmern?«

»Gegen ihren Willen funktioniert das nicht.«

»Nein, aber sie kann ja kaum noch widersprechen.«

Ich nickte. »Okay. Chris?«

»Ja?«

»Danke.«

Er hob die Hände. »Keine Ursache. Übrigens, möchtest du mal mit einem Profi in Sachen Ernährung sprechen, Sonderthema: Eßstörungen? Einer meiner Dozenten, mit dem ich befreundet bin, könnte dir da einiges erzählen.«

War es so offensichtlich? Ich schluckte. Nun, Chris war immerhin angehender Mediziner ... Keine Ausflüchte, Rieke. Ich sah ihn an. »Das haut mich um«, sagte ich leise. »Mir war bis vor wenigen Minuten gar nichts klar. Ich hab nur gemerkt ...«

Er legte mir die Hand auf die Schulter. »Ich kümmere mich um einen Termin, okay?«

Paula kam ins Benjamin-Franklin-Krankenhaus, und es war so, wie Chris gesagt hatte – sie war kaum noch in der Lage gewesen, Einspruch zu erheben, als der Arzt, ein guter Bekannter von Chris, von seiner Praxis aus den Krankenwagen bestellte. Ich packte einige Sachen für sie ein und rief in der Werbeagentur an. Als ich wieder ins Bistro zurückkehrte, war es später Nachmittag, und mein Kopf wollte schier zerspringen. Ich schickte Maren und Chris nach Hause, weil ich mich durch die Arbeit ablenken wollte. Doch das funktionierte nicht. Ich servierte Kuchen und Salate und sah Paula vor mir, wie sie Kalorien zählte, sich auf dem Fahrrad abstrampelte und behauptete, nicht viel zu vertragen und nicht viel zu brauchen. Ich schäumte Milch auf und überlegte, dass es Vollmilch war und Paula ihren Kaffee immer schwarz trank. Salat und Obst. Magerquark, Ananas. Die

Hungerkünstlerin, die schon damals über alles genauestens Buch geführt hatte. Im Eiltempo durch die Stadt. Fünfzig Kilo. Laut Kladde hatte sie am Morgen kaum noch fünfzig Kilo gewogen, und das bei einer Größe von gut einssiebzig. Und der Kommentar daneben: Bei aller Schwäche glücklich!

Paulas Tagebuch

Erwischt. Ich habe es übertrieben und bin erwischt worden. Fühle mich kalt, eiskalt, zittrig, weiß nicht, was ich denken soll. Gefühle? Nicht zu beschreiben. Eine Ärztin hat versucht, mehr von mir zu erfahren. Ob der Schock vielleicht heilsam war, hat sie gefragt. Ich habe nicht viel gesagt. Sie wird wiederkommen, so sah sie jedenfalls aus. Sehr zielstrebig. Ich darf diese Tabletten nicht mehr nehmen. Untergewicht? Na ja, ein bisschen vielleicht. Ich will aber so sein. Und ich will hier raus, so schnell wie möglich. Therapie? Ach, du liebe Güte, wofür das denn?

Rieke war da. Sie ist erschüttert. Ich auch, aber ich weiß nicht mal genau warum. Sie hat gefragt, ob sie meine Eltern anrufen soll. Was für eine Idee. Mama geht doch in kein Krankenhaus! Das nimmt sie mir noch persönlich übel, wenn sie hier auftauchen muss.

11

Bastian war ein großer, stattlicher Mann mit krausen Haaren, Brille und viel zu weiten Hosen. Er sei echt in Ordnung, hatte Chris mir versichert. Bastian war einige Jahre älter als Chris – ich schätzte ihn auf Mitte bis Ende Dreißig; er hatte ein gewinnendes Lächeln und arbeitete unter anderem in der Ernährungsberatung. Der Mann wirkte überaus sympathisch. Wir hatten uns in einer

Kneipe am Savignyplatz verabredet und die erste halbe Stunde mit Smalltalk verbracht. Darin waren wir alle geübt. Ich war angespannt. Chris bestellte noch eine Runde Wein, dann sah Bastian mich auffordernd an.

»Chris hat mir schon ein bisschen von Paula erzählt«, sagte er. »Wie geht es ihr denn?«

»Sie wird aufgepäppelt und will lieber heute als morgen raus aus der Klinik«, antwortete ich.

»Ist ihr denn so richtig klar, was mit ihr los ist?«

Ich seufzte. »Ich bin nicht sicher. Sie ist unzugänglich – das war sie im Grunde schon immer. Sie lässt sich nicht reinreden.«

Bastian trank einen Schluck von seinem Wein. »Wissen Sie denn, was mit ihr los ist?« Er lächelte freundlich.

Ich atmete tief durch. »Wenn ich ehrlich bin, hat mich die ganze Geschichte ziemlich geschockt, das muss ich zugeben. Klar, sie war schon immer etwas eigenartig, wenn es ums Essen ging, und ihre Vorliebe für kalorienarmes Zeug nervte manchmal, aber das, ja, das gehörte irgendwie zu ihr – wie eine Marotte. Und mir war nicht aufgefallen, dass sie so dünn ist. Das hat sie gut kaschiert.« Ich machte eine Pause, weil ich auf eine Frage, einen Einwand, einen Vorwurf wartete, doch die beiden sahen mich nur an. »Sie führt seit Jahren Buch über ihr Gewicht und was sie in welcher Form an Kalorien zu sich genommen und wieder abgebaut hat. Die Aufzeichnungen habe ich an dem Tag bei ihr gefunden, als es ihr so schlecht ging. Da ist mir einiges klar geworden. Sagen Sie, Bastian, Dulcos sind Abführtabletten?«

Er nickte. »Dulcolax.«

Ich war immer noch wie betäubt. »Ich dachte immer, magersüchtig, das sind diese jungen Mädels – bis aufs Skelett runtergehungert, fünfzehn, sechzehn oder auch mal achtzehn Jahre alt, die nicht weiblich sein, nicht erwachsen werden wollen und so weiter. Paula ist Ende Dreißig, erfolgreich, schön ...« Ich schüttelte den Kopf.

»Anorexie, also Magersucht, beschränkt sich durchaus nicht nur auf die Pubertät, wenn sie auch in diesem Alter gehäuft auftritt. Sie kann da beginnen und, wenn man Glück hat und vernünftig therapiert wird, in relativ kurzer Zeit überwunden werden. Sie kann sich jedoch auch Jahre später entwickeln, chronisch werden und zur lebenslangen Begleiterin werden, die übrigens ganz unterschiedliche Gesichter hat und meistens, jedoch nicht ausschließlich Frauen betrifft«, erklärte Bastian.

Chris nickte. »Zunehmend mehr junge Männer sind inzwischen betroffen«, fügte er hinzu.

»Es gibt Magersüchtige, die immer weiter abnehmen wollen, sich auch erbrechen oder Abführmittel nehmen und viel Sport treiben, um ihr Essen und die Kalorien wieder loszuwerden. Das ist dann der sogenannte bulimische Aspekt«, fuhr Bastian fort. »Viele magern dermaßen ab, dass die Periode ausbleibt. Andere Betroffene sind gar nicht so gefährlich und auffällig untergewichtig, hungern aber ständig, um ihr niedriges Gewicht zu halten und nicht von dem immer langsamer werdenden Stoffwechsel, der sich auf die Notzeiten eingestellt hat, überlistet zu werden. Auffallend ist bei den meisten eine gestörte Körperwahrnehmung – sie glauben auch noch mit vierzig oder gar dreißig Kilo, dass sie zu dick sind, und reagieren panisch auf jedes Pfund, das sie zunehmen oder auch nur eventuell zunehmen könnten.«

»Dreißig oder vierzig Kilo – und sie fühlen sich immer noch zu dick?« fragte ich entsetzt.

Chris nickte. »Und ob. Das hört nie auf. Sie fühlen sich immer dick, selbst wenn sie längst wissen, dass sie krank sind und viel zu wenig wiegen. Gib einem magersüchtigen Patienten ein Seil in die Hände und lass ihn damit den Umfang schätzen, den seine Taille seiner Ansicht nach hat – was, glaubst du, passiert?«

»Keine hohe Trefferquote?« riet ich.

»Sie geben Weiten an, die Bud Spencers Taille haben könnte.«

»Aber nicht bei allen verläuft die Krankheit so extrem, oder?«

»Nein«, ergriff Bastian wieder das Wort. »Soweit muss es nicht kommen, doch wie gesagt die Körperwahrnehmung ist meistens gestört. Manche Frauen werden zu richtigen Junkies, indem sie übermäßigen Sport mit Hungern verknüpfen und süchtig werden nach dem Endorphin-Cocktail, der sich daraufhin einstellt. Sie sind euphorisch und haben kein Hungergefühl mehr. Keine Spur von Traurigkeit oder Depressionen. Das kann im wahrsten Sinne des Wortes mager*süchtig* machen.«

»Ähnlich wie Drogensucht also?« hakte ich nach.

»Ganz genau«, sagte Bastian. »Und die Therapie muss dann entsprechend angepasst sein.« Er lehnte sich zurück und faltete die Hände über seinem Bauch. »Es gibt verschiedene Lehrmeinungen und Definitionen darüber, welche Symptome in welcher Schwere auftreten müssen, um die Diagnose Magersucht mit ihren Unter- und Nebenformen zu stellen – das ist letztlich auch nicht so wichtig –, doch in einem sind sich alle einig: Sie ist gefährlich, sehr häufig schwer zu therapieren, und sie kann tödlich verlaufen – bei ungefähr jeder Zehnten.«

Ich zuckte zusammen. Das hatte ich nicht gewusst.

»Viele magersüchtige Frauen leiden jahrzehntelang unter ihrer Erkrankung«, fuhr Bastian fort. »Nach einer Studie der Uni Heidelberg, die vierundachtzig Frauen untersucht hat, die vor über zwanzig Jahren behandelt wurden, ist ein Viertel der Frauen entweder immer noch magersüchtig oder bereits an den Folgen der Krankheit gestorben. Jede fünfte hat nach wie vor Eßstörungen, kann aber nicht mehr als magersüchtig bezeichnet werden. Es ist wichtig, die Faktoren zu kennen, die einen chronischen Verlauf begünstigen, und die Art der Magersucht genauer zu charakterisieren. Frauen, die ihr Gewicht durch Einschränkung und Sport niedrig halten, haben übrigens bessere Aussichten als Frauen, die sich erbrechen oder zu Tabletten greifen, und eine über Jahre kultivierte Eßstörung beinhaltet ein großes Risiko, dass sie auf Dauer besteht.«

Das klang alles andere als beruhigend. »Und woher kommt das? Was sind die Ursachen?« fragte ich. Mir schwirrte der Kopf.

»Da kann man eine ganze Liste anführen. Hoher Leistungsanspruch, woher auch immer der kommt; der Wille oder Zwang, Kontrolle auszuüben, nichts dem Zufall zu überlassen; Sicherheitsbedürfnis: den Körper im Griff haben, wenn man sonst schon nichts im Griff haben kann; Verzicht als Erfolgserlebnis, als erbrachte Leistung und ein gestörtes Selbstwertgefühl sind wichtige Punkte. Missbrauch, rigide Erziehung, Liebesentzug spielen oft eine Rolle. Natürlich auch einschneidende Kindheitserlebnisse und last but not least: der allgegenwärtige Schlankheitswahn, der die Industrie immer reicher macht und die Leute immer dicker beziehungsweise kränker.«

Ich nickte. »Klar, alle wollen schlank sein. Ich kenne niemanden, der von sich sagt, er möchte dick sein.«

Chris ergriff wieder das Wort. »Wusstest du übrigens, dass sogar die Zulu-Frauen im ländlichen Südafrika inzwischen vom Diätwahn erfasst worden sind? Das traditionelle Schönheitsideal, wonach Fettleibigkeit dort bislang als begehrenswert galt, hat ausgedient, seit der Westen sein Schlankheitsideal verbreitet. Und damit einhergehend breiten sich auch Eßstörungen wie Bulimie und Magersucht aus.«

»Verrückte Welt«, sagte ich. Was anderes fiel mir dazu nicht ein.

»Sie sehen, es kann viele, im Grunde jede, jeden überall auf der Welt treffen, sogar auf dem Hungerkontinent Afrika«, fuhr Bastian fort. »Die Zahl der Eßgestörten hat demzufolge in den letzten Jahrzehnten auch beträchtlich zugenommen – egal ob in Richtung Magersucht, Bulimie oder Freßsucht, was im Grunde alles nur verschiedene Seiten ein und derselben Medaille sind.«

Ich biss mir auf die Unterlippe. »Wir haben als junge Mädchen zu viert eine Diät gemacht. Da hatte Paula schon abgenommen, und sie kannte sich enorm gut mit diesem ganzen Kalorienkram aus.«

»So fängt es häufig an – mit einer strengen Diät«, führte Bastian aus. »Nur die wenigsten können anschließend ihr erhungertes Gewicht annähernd halten und weisen keine gesundheitlichen Störungen auf. Die meisten nehmen hinterher wieder zu und wiegen dann in der Regel sogar mehr als vor der Diät – Stichwort: langsamer Stoffwechsel, Jojo-Effekt. Das hat sich ja inzwischen auch schon allgemein herumgesprochen.«

»Der Körper ist schlau, will vorbereitet sein, falls erneut magere Zeiten auf ihn zukommen«, warf Chris ein.

»Weniger bekannt ist, dass die natürliche Appetitregulation durch strenge Diäten zerstört wird, dass es zu Herzrhythmusstörungen, Gallensteinbildung, Osteoporose, Verlust von Muskelmasse, Störungen im Wasser- und Elektrolythaushalt kommen kann, um nur einiges zu nennen«, ergänzte Bastian. Er und Chris warfen sich die Bälle zu wie ein gut eingespieltes Team. »Es gilt inzwischen als gesichert, dass sowohl unfreiwilliges Abnehmen als auch Diäten diverse Neuerkrankungen begünstigen. Andere kriegen die Kalorientabelle nie wieder aus dem Kopf, entwickeln, wie erwähnt, Eßstörungen.«

»Hört sich ja nicht gerade gesund an.«

Bastian lachte. »Sie sagen es. Man kann sogar mit Fug und Recht behaupten, dass die gesundheitlichen Risiken einer starken Gewichtsabnahme größer sind als ihr Nutzen, sieht man einmal von Diabetes-Patienten ab, die mit Gewichtsreduzierung und Ernährungsumstellung ihre Krankheit besser in den Griff bekommen können. Die amerikanische Gesundheitsbehörde hat vor einigen Jahren Studien analysiert, die zwischen 1950 und 1990 zur Risiko-Nutzen-Abwägung durchgeführt worden waren. Ergebnis: Es fanden sich keine Belege, dass sich durch Gewichtsreduktion die Lebenserwartung von Dicken verlängert. Normalgewichtige leben zwar etwas länger als sehr Dicke, aber ein rigide abgespeckter Dicker lebt nicht automatisch dann auch länger, eher erhöht sich sogar sein gesundheitliches Risiko. Wissen Sie, welche Menschen die höchste Lebenserwartung haben?«

»Das klingt, als käme jetzt eine kleine Überraschung.«

»Durchaus. Es sind diejenigen mit einem Gewicht an der oberen Grenze dessen, was man heute als Normalgewicht bezeichnet, bis hin zu leichtem Übergewicht, Menschen, die sich gleichzeitig regelmäßig an frischer Luft bewegen und abwechslungsreich ernähren, einschließlich Fett, und im Laufe ihres Lebens ein wenig zunehmen. Grundsätzlich ist ein aktives Dickerchen gesünder als ein schlapper Dünner und hat auch eine höhere Lebenserwartung. Nur sehr Dünne und sehr Dicke haben eine geringere Lebenserwartung – letztere vor allem deshalb, weil sie sich aufgrund ihres hohen Gewichtes nicht vernünftig bewegen können.«

»Das erzählt einem so aber keiner«, erwiderte ich verblüfft. »Schlank ist schön und gesund, Fett macht fett und krank. Das hat Paula damals auch schon so ähnlich ausgedrückt und damit natürlich nur das wiedergegeben, was sie zu dem Thema gelesen hatte«, erinnerte ich mich. »Und Bewegung hat sie uns auch allen verordnet.«

»Wenn ein Magersüchtiger von Bewegung spricht, kannst du getrost davon ausgehen, dass er hartes Training meint«, fügte Chris hinzu. »Zumindest für sich selbst.«

Dem konnte ich nicht widersprechen.

»Regelmäßige Bewegung *in vernünftigem Rahmen*, möglichst täglich und an frischer Luft, ist das A und O, aber die Sache mit der Fettphobie stimmt vorne und hinten nicht«, fuhr Bastian fort. »Der Markt platzt fast vor Light-Produkten, und nirgendwo gibt es so viele davon wie in den USA. Doch die Zahl der Übergewichtigen, Fettsüchtigen ist dort seit Jahren steigend. Bei uns sieht es ganz ähnlich aus. Allgemein wird empfohlen, nicht mehr als dreißig Prozent der Nahrung in Form von Fett zu sich zu nehmen – das wird rauf- und runtergebetet, ohne dass bislang ein wissenschaftlich fundierter Beweis für die Richtigkeit dieses Wertes erbracht worden wäre. Selbst beim Stichwort Cholesterin und Herz- und

Kreislauferkrankungen haut das nicht hin. So haben Studien ergeben, dass Menschen, die sich fettarm ernähren, zwar etwas seltener an den Folgen von Erkrankungen des Herz-Kreislauf-Systems sterben, aber trotzdem nicht länger leben! Sie sterben eben an etwas anderem. Wie beruhigend. Die Dänen vertilgen locker vierzig Prozent Fett und sind im Durchschnitt schlanker als die Deutschen und auch nicht kränker. Ein noch eindrucksvolleres Beispiel sind die Massai-Krieger aus Afrika. Sie verzehren stolze sechzig Prozent und sind rank und schlank, bewegen sich allerdings auch den ganzen Tag. Somit ist die Energiebilanz entscheidend.«

»Das habe ich so noch nicht gehört.«

»Natürlich nicht. Die Industrie will ja ihre Produkte verkaufen und ist gar nicht daran interessiert, dass die Leute ihre Diätbücher, Ratgeber, Magerjoghurts, Wunderpillen, Kalorien- und Gewichtstabellen und was sonst noch alles in die Tonne klatschen und wieder lernen, auf ihren Körper zu hören. Dass sie mit Genuss essen, worauf sie Appetit haben, akzeptieren, dass Körperformen und Bedürfnisse auch etwas sehr Individuelles sind, das sich eben nicht in eine wie auch immer zustande gekommene Idealvorstellung pressen lässt, und sich einen Dreck darum scheren, ob die gängige Bauchfrei-Mode ihnen nun passt oder nicht.«

»Aber worauf kann und soll man denn nun achten, um gesund zu bleiben oder zu werden?« hakte ich nach. »Es kann ja wohl auch nicht darum gehen, nun beliebig drauflos zu futtern – frei nach dem Motto: Man kann ja eh nichts ändern, und Abnehmen macht sogar krank, also nichts wie rein mit den guten Sachen.«

»Natürlich nicht. Es geht darum, sich von der Werbung nichts vormachen und somit verkaufen zu lassen und keinen Idealen nachzueifern, die mitnichten ideal sind. Eine junge Frau, die bei einer Größe von einssechzig neunzig Pfund auf die Waage bringt, ist weder ideal noch normal. Sie hat starkes Untergewicht, und wenn sie nicht zu den dünnen Haken gehört, die gut, sogar reichlich essen und dabei nicht zunehmen, so was soll es ja auch geben, sondern ihr niedriges Gewicht mühsam erhungert hat, dürfte eine Eßstörung nicht weit sein. Ich empfehle grundsätzlich viel Bewegung, aber nicht in der Turnhalle oder im Fitneßstudio beziehungsweise nicht ausschließlich dort, lieber bei Wind und Wetter raus; ansonsten schwerpunktmäßig eine Ernährung wie in Südeuropa, gute Fette, sprich: pflanzliche Öle, frische Lebensmittel, viel Obst und Gemüse und die Besinnung auf Esskultur. Essen als Genuss erfahren, mit Freunden, in der Familie, nicht vor dem Fernseher, am Schreibtisch oder während der Autofahrt. Und wenn man Appetit auf eine Schweinshaxe und ein frisch gezapftes Bierchen hat, nachdem man drei Stunden gewandert ist – guten Appetit! Wer sich darauf einlassen kann, dürfte keine Probleme haben.«

»Mmmhhh«, machte Chris. »Darauf könnte ich mal wieder.«

»Aber erst nach der Wanderung«, sagte Bastian.

Paula und Schweinshaxe, fuhr es mir durch den Kopf, und ich hätte beinahe laut aufgelacht, das ging nun wirklich nicht zusammen. Das würde sie ähnlich begeistern wie der Vorschlag, sich auf der Grünen Woche durchzufuttern. Nach drei Stunden flottem Wandern gönnte sie sich höchstens einen kleinen Eisbergsalat und einen Quark. Magerstufe, versteht sich. Ich lehnte mich zurück.

»Sie sind sehr überzeugend. Was würde denn passieren, wenn man Paula oder andere Kranke mit all diesen Tatsachen und Fakten konfrontierte?« fragte ich.

Bastian legte seine Hände flach auf den Tisch und betrachtete sie einen Augenblick, bevor er mich wieder ansah. »Das lässt sich, wie so vieles, nicht über einen Kamm scheren. Bleiben wir bei Paula. Ich schätze, da würde im Moment gar nichts passieren. Was geschieht, wenn man einem Raucher, selbst wenn der gerade einen üblen Husten hat, die Risiken seiner Sucht unter die Nase reibt?«

»Er nickt, erzählt, er sei gar nicht süchtig, sondern könne jederzeit aufhören, und zündet sich bei der nächsten Gelegenheit, vorzugsweise zwischen einem Hustenanfall und dem nächsten, eine weitere Kippe an«, warf Chris lakonisch ein.

»Wahrscheinlich«, nickte Bastian. »Außerdem sind Magersüchtige häufig echte Profis in Ernährungsfragen – man erzählt ihnen also oft nicht mal allzuviel Neues. Sie setzen ihr Wissen jedoch lediglich für ihren Zweck ein.«

»Das klingt beängstigend. Was kann man denn überhaupt tun?« fragte ich.

»Konfrontieren und motivieren. Ihr immer wieder sagen und klarmachen, dass sie krank ist und herausbekommen muss, wozu ihr diese Krankheit dient. Dazu braucht sie eine Therapie. Und sie sollte sich möglichst einer Selbsthilfegruppe anschließen. Alleine schafft sie es nicht, selbst wenn es kurzfristig Besserung gibt, das müssen Sie ihr begreiflich machen.«

»Und wenn sie nicht will, sich beharrlich weigert?«

Bastian strich sich übers Kinn. »Dann kann man nichts tun. Gar nichts. Wieviel wiegt sie denn zur Zeit?«

»Ungefähr hundert Pfund bei einer Größe von einssiebzig.«

Er nickte. »Das ist zwar ordentlich untergewichtig, aber vergleichsweise noch kein erschreckend niedriges Gewicht. Sie wird wahrscheinlich abwinken, sobald es ihr besser geht. Tausende sehen so aus wie sie – Models, Sängerinnen, Sportlerinnen. Warum nicht auch sie? Sie findet es toll. Der Schreck wird sich verziehen, bis zum nächsten Zusammenbruch. Lebt sie in einer Beziehung?«

Ich hob die Schultern. »Ich bin nicht sicher. Ihre Lebensgefährtin wollte demnächst nach Berlin ziehen, doch es sah in letzter Zeit etwas mau bei den beiden aus.«

»Was ist mit Freunden, Eltern, Angehörigen, Kollegen, überhaupt engeren Bindungen?«

Ich schüttelte langsam den Kopf. »Ich kenne Paula nur als Karrierefrau und Arbeitstier. Mit ihren Eltern versteht sie sich nicht, und für Privates bleibt nur wenig Zeit. Wir unternehmen regelmäßig etwas zusammen.« Ich war mir ziemlich sicher, dass ich rot geworden war und bemühte mich um einen sachlichen Ton. »Ganz konkret – was kann ich tun?«

»Am Ball bleiben. Hartnäckig sein. Für sie da sein. Wenn sie nicht einsichtig ist, wird sie sich mit Händen und Füßen gegen die Diagnose wehren, Sie auslachen, anschreien, beschimpfen, rauswerfen und so weiter. Aber fallen Sie ihr ruhig auf die Nerven. Was meinen Sie, können Sie das?«

Gerade das war nicht meine Stärke oder nur in ganz besonderen Ausnahmefällen. Er sah es mir an der Nasenspitze an, aber ich nickte tapfer. Vielleicht konnte ich ja lernen, hartnäckig und direkt zu sein.

»Na klar«, antwortete ich. »Eine letzte Frage noch, Bastian. Wie sind Sie zu diesem Thema gekommen?«

Er lächelte. »Durch meine Frau. Sie war Tänzerin und lag in bedrohlichem Zustand im Krankenhaus, als ich dort gerade meine Assistenzzeit verbrachte.«

»Tut mir leid«, gab ich betroffen zurück. »Ist sie wieder gesund geworden?«

»Fast. Es gibt immer mal wieder kleinere Rückfälle, und Essen wird für sie wohl niemals ein echter Genuss und ein Ausdruck von Lebensfreude sein, aber sie arbeitet daran.« Er wandte sich kurz ab. »Was für einen Job hat Paula eigentlich?«

»Sie arbeitet in der Werbebranche. Zur Zeit entwickelt sie das Markteinführungskonzept für einen neuen Schokoriegel. Ist das nicht pervers? Eine Magersüchtige beschäftigt sich den lieben langen Tag mit Schokolade und zerbricht sich den Kopf darüber, wie sie den Leuten mit dem neuen Produkt am besten den Mund wässerig machen kann.«

Bastian winkte ab. »Viele Magersüchtige sind sehr gute Köche. Sie freuen sich, wenn es anderen schmeckt und sie selbst einen Haufen Kalorien sparen. Das ist auch pervers.«

Plötzlich war es still am Tisch. Ich trank meinen Wein aus.

Worauf lasse ich mich da eigentlich ein? dachte ich. Will ich das wirklich? Die Frage gefiel mir nicht, aber sie musste gestellt werden.

»Ich kann Ihnen eine Liste von Selbsthilfegruppen und Therapeuten zuschicken oder mailen«, fügte Bastian eine ganze Weile später hinzu. »Und einige kluge Bücher gibt es zu dem Thema auch. Wenn Sie Fragen haben, können Sie mich gerne anrufen.«

»Das ist sehr freundlich von Ihnen. Bestimmt komme ich darauf zurück«, erwiderte ich. »Wenn Sie mal in der Nähe sind – bei mir gibt es immer vorzüglichen Käse, frisch zubereiteten Salat und leckeren Kuchen.« Meine Stimme klang plötzlich rauh. »So eine Scheiße«, bemerkte ich leise und sah schnell zur Seite. »Das darf doch alles nicht wahr sein.«

Chris und Bastian sagten nichts dazu. Zehn Minuten später brachen wir auf. Ich bedankte mich noch einmal und ging dann zu Fuß nach Hause. Mein Kopf fühlte sich heiß und schwer an. Viel Bewegung an frischer Luft. Bei Wind und Wetter.

Paulas Tagebuch

Ich bin wieder zu Hause. Atme die Ruhe und Ordnung meiner Wohnung ein. Bin noch einige Tage krank geschrieben. Das gibt mir Zeit, Wäsche zu waschen und aufzuarbeiten, was im Büro liegengeblieben ist. Die Ärztin wollte mich unbedingt überreden, mit einer Psychologin zu sprechen. Was soll ich denn da bereden und an neuen Erkenntnissen gewinnen? Dass ich nicht zunehmen will, obwohl ich sehr wenig wiege, und immer genau kontrolliere, was ich esse? Na, was denn sonst? Wenn sie es anders macht, ist das ihre Sache. Ich habe mich nun mal so entschieden, schon vor langer Zeit. Gut, die Dulcos sind wohl nicht ungefährlich, das sehe ich ein, aber sonst? Magersucht. Anorexie. Tja, wenn sie meint. Ich will nicht mehr wiegen. So einfach ist das. Lieber mal einen kleinen Schwächeanfall aufgrund von Mangel als eine Fettleber, schwabbelige Hüften, feiste Backen, eine dicke Wampe oder ähnliches. Es ist mein Körper. Mein Leben. Ich führe es nach meinen Vorstellungen.

Nur manchmal bricht an einigen Stellen ein seltsam trostloses Gefühl durch. Ein Gefühl, das mir den Hals zuschnürt. Das geht niemanden etwas an. Darum schreibe ich es hier auf. Das ist sein Platz.

Kim hat geschrieben. Viele Seiten. Ich habe den Brief ungelesen weggeworfen, und die Mails lösche ich ebenfalls, ohne auch nur einen Blick darauf geworfen zu haben. Dieses Kapitel ist endgültig beendet, und ich bin froh darüber. Es wäre ohnehin nicht mehr lange gutgegangen.

Nicht zugenommen. Natürlich nicht. Alle Hosen sitzen locker, auch die, die vorher knapp waren. Ich habe sie der Reihe nach anprobiert, erst ganz hektisch, dann von Hose zu Hose ruhiger werdend. Immer zufriedener. Ich taste nach meinen Hüftknochen und meinen Rippen, streichele sie, strecke und dehne mich, fühle mich zugleich stark und leicht. Siegessicher. Optimistisch. Ich trinke meinen Tee in kleinen Schlucken und sehe zum Fenster hinaus. Alles ist wieder okay.

Was ist mit Rieke? Sie macht den Eindruck, als wolle sie sich einmischen.

12

Wenn ich ehrlich bin, hatte ich mir das alles ganz anders vorgestellt. Die ersten Stunden nach jenem ersten Kuss im Auto hatte ich in Träumereien geschwelgt, die pubertär und schwülstig zu nennen eine schamlose Untertreibung gewesen wäre. Ich sah uns vor mir, die ganze Nacht händchenhaltend in den Sternenhimmel blickend, dabei leise Liebesschwüre flüsternd, um schließlich bei Sonnenaufgang aneinandergekuschelt in seidige Kissen zu fallen, verliebt in den Augen der anderen versinkend und wild und zärtlich unsere Körper erkundend – wobei ich dazu an vielen Stellen ausgeblendet hatte, weil ich schlicht nicht weiterwusste oder es mir an Phantasie mangelte. Schließlich hatte ich noch nie mit einer Frau geschlafen. Wenn inmitten dieser Luftschlösser überhaupt Platz für kritische Fragen übriggeblieben war, so klangen die eher ganz banal: Was ist nun mit Kim? Bin ich wirklich lesbisch? Was werden Freundinnen und Familie dazu sagen? Tamara?

Ich fiel nicht zum ersten Mal aus rosaroten Wolken, und ich landete auch nicht zum ersten Mal unsanft. Und dennoch war diesmal alles anders. Ich hatte mich in eine schöne, starke, selbstbewusste Frau verliebt, die es so gar nicht gab, und nun befand ich mich zu allem Überfluss auch noch mitten in einem Drama, auf das ich nicht im mindesten vorbereitet war. Manchmal wäre ich am liebsten weggelaufen. So wie damals Paula. Am Ball bleiben? Hartnäckigkeit? Niemand konnte mir garantieren, dass sie nicht genau das gleiche wieder tun würde: weglaufen – nächste Woche, bald, irgendwann. Manchmal wiederholen sich die Geschehnisse. Berlin – Frankfurt, Frankfurt – Berlin, Berlin – Frankfurt. Und dann stünde ich da mit meiner ganzen Sehnsucht und würde Paula nachtrauern. Ein zweites Mal. Im Schlafzimmer blieben vielleicht Rosen von ihr zurück, die langsam im Regal verwelkten, und Bücher zum Thema Eßstörungen.

Zwei Tage nach Paulas Entlassung aus der Klinik fuhr ich abends zu ihr. Sie hatte mich nicht eingeladen, ich war einfach dreist gewesen, hatte mich telefonisch angemeldet und nicht abwimmeln lassen – so als würde ich regelmäßig mal eben auf einen Sprung vorbeikommen. Kaum saßen wir im Wohnzimmer in den edlen weißen Sesseln, erklärte sie mir auch schon, dass sie nicht darüber reden wollte.

»Worüber willst du nicht reden?« gab ich zurück. Ich hatte plötzlich die eigenartige Vorstellung, wir würden Kirschsaft trinken und ich wäre so ungeschickt, ihn über die hellen Polster zu verschütten. Wie würde Paula wohl reagieren?

»Komm, Rieke, du weißt, was ich meine. Die haben mich im Krankenhaus schon genug genervt«, erklärte sie lapidar.

Das nennt man dann wohl mangelnde Krankheitseinsicht, dachte ich. Schwer zu durchbrechen, erst recht wenn sie so selbstsicher vorgetragen wurde.

»Dich nerven nennst du das?« hielt ich ihr entgegen. »Die machen ihren Job. Warum sträubst du dich so dagegen?«

Paula schlug die Beine übereinander und lehnte sich zurück. Sie wollte Entspannung signalisieren, aber das gelang ihr nicht.

»Ich bin achtunddreißig Jahre alt«, sagte sie lächelnd. »Ich denke, ich darf selbst entscheiden, was gut für mich ist und was nicht. Wenn ein paar Ärzte oder auch andere Leute meinen, dass ich zu wenig wiege, so kann ich nur mit den Schultern zucken und erwidern, dass das meine Sache ist. Ich fühle mich gut so.«

»Aha. Aber wenn du ein paar Dulcos zuviel genommen hast und völlig geschwächt bist vor lauter Durchfall und Nahrungsmangel und deine Nieren anfangen, ihren Geist aufzugeben, dann fühlst du dich nicht mehr ganz so gut und die ansonsten nervenden Ärzte dürfen dich wieder aufpäppeln, oder wie ist das zu verstehen?«

Paula runzelte die Stirn.

»Magersucht heißt deine Krankheit«, schob ich hinterher. »Und du hast sie seit damals.«

»Ich will nicht darüber reden«, sagte sie.

»Warum nicht?«

»Es ist meine Sache und geht nur mich etwas an.«

Ich schüttelte den Kopf. »Du irrst.«

»Ich lasse mir nichts vorschreiben.«

»Darum geht es doch gar nicht. Niemand will dir etwas vorschreiben. Ich am allerwenigsten. Du kannst aber nicht einfach ignorieren, was geschehen ist. Du hattest einen Zusammenbruch, und du wirst wieder einen haben, wenn du nichts tust, vielleicht sogar schlimmer als beim letzten Mal«, erklärte ich ruhig. »Es gibt Ursachen, es gibt Hilfe, Therapien ...«

Sie lachte. »Therapien? O toll, lerne ich da, ordentlich zu futtern? Bis ich dick und rund bin? Ich glaube, du hast es nicht verstanden, Rieke – wie heißt es doch so schön: *Ich will so bleiben, wie ich bin.* Ich will nicht zunehmen. Ich entscheide, was ich esse.« Das Lachen erstarb plötzlich. »Ich will es kontrollieren und bestimmen. Das kann mir niemand wegnehmen. Auch du nicht.«

»Ich will dir gar nichts wegnehmen«, sagte ich leise. »Eigentlich will ich dir was geben.«

Sie sah zur Seite.

»Und ich habe Angst um dich.«

»Ich kann selbst auf mich aufpassen.«

»Na klar, doch was spricht eigentlich dagegen, wenn du dir mal so eine Gruppe anschaust?«

Paula wandte den Kopf wieder um. »Eine Selbsthilfegruppe? Im Kreis sitzen und sein Seelenleben vor den anderen ausbreiten? Jeder gibt seinen Senf dazu, dann werden die Taschentücher gezückt, und am Schluss fassen wir uns an den Händen und singen gemeinsam ein Lied? Toll, wenn man die Zeit dafür hat. Also ich nicht.«

»Du hast ja Angst«, stellte ich fest.

»Quatsch. Ich habe keine Lust auf solchen Psychokram«, blaffte sie mich an.

Ich gab mich ungerührt. »Was ist denn dabei, ein- oder zweimal in eine Gruppe zu gehen und sich den Psychokram anzusehen, anzuhören?« Ich blieb hartnäckig. »Dabei vergibst du dir doch nichts.«

»Ich brauche so was nicht. Was ich wissen muss, weiß ich auch so schon.«

»Mag sein. Aber vielleicht gibt es ja doch noch die eine oder andere interessante Anregung. Denk doch mal darüber nach.«

»Rieke, warum lässt du mich nicht einfach in Ruhe?«

Ich lächelte sie an, obwohl mir überhaupt nicht nach lächeln zumute war. Ihre abweisende Art war nur schwer zu ertragen. »Diesen Fehler habe ich schon häufiger in meinem Leben gemacht. Diesmal nicht. Ich lasse dich erst in Ruhe, wenn du in eine Gruppe gehst.«

Sie starrte mich an. »So kenne ich dich gar nicht.« Das klang erstaunt.

»Das ist mir klar. Also – gilt das Geschäft?«

»Ich werde darüber nachdenken.«

»Nicht so lange – ich kann ganz schön nervig sein.«

Völlig unerwartet lächelte sie mich an. »Wie gesagt – ich werde darüber nachdenken.«

Ich nickte. »Okay.«

Paulas Tagebuch

Ich weiß nicht, was genau mich dazu veranlasst hat, Riekes Vorschlag tatsächlich zu überdenken. Vielleicht war ich verblüfft über ihre Haltung, ihre Unbeirrbarkeit; vielleicht war es die Art, wie sie sagte, sie hätte Angst um mich. Wann hat das letzte Mal jemand Angst um mich gehabt und es mir gesagt? Ich kann mich nicht erinnern, und es fühlt sich sehr ungewohnt an. Das ist keine Beschwerde, die in Selbstmitleid schwimmt, nur eine schlichte Feststellung.

Als sie gegangen war, sah ich, dass sie eine Liste mit Adressen von Gruppen und Therapeuten auf dem Tisch liegen gelassen hatte. Wenn es ihr so wichtig war ... Vielleicht hatte sie ja recht, und ich vergab mir nichts dabei. Wenn es nichts für mich war, konnte ich ja einfach wieder gehen. Einige Tage später vereinbarte ich kurzfristig einen Besprechungstermin in einem Beratungszentrum für Frauen. Dabei sollte es zunächst nur um ein unverbindliches Informationsgespräch gehen. Dennoch war mir kalt, als ich draußen vor der Tür stand. Eisigkalt. Die Idee schien mir plötzlich so fremd, so absurd. Warum sollte ich mit einer wildfremden Frau darüber reden, was ich aß oder auch nicht aß? Fast hätte ich auf dem Absatz kehrtgemacht. Doch das würde bedeuten, Rieke entweder anzulügen oder so vor den Kopf zu stoßen, dass sie nicht wiederkam. Ich lüge oft, dachte ich und war erschrocken über diesen Gedanken. Wo kam der denn her? Ich gab mir einen Ruck und öffnete die Tür.

Drinnen empfing mich eine zierliche, dunkelhaarige Frau in Jeans, Pullover und beigefarbenen Boots, etwas jünger als ich. Lebhaft. Blitzweiße Zähne. Ich komme gleich, muss nur noch ein paar Kopien machen. Nehmen Sie schon mal Platz. Sie wies auf eine offene Tür und flitzte davon.

Ich setzte mich in ein Büro mit Plüschteppich und Korbsesseln; auf dem Tisch lagen Broschüren und Flyers, an den Wänden hingen Bilder von Dicken und Dünnen. Selbstgemalte Selbsterfahrung in Rosa, Grün und Schwarz. Wenn die glauben, dass ich hier nette Bilder tusche oder Knetfiguren anfertige, haben sie sich aber geschnitten. Zu voll der Raum – zugestopft, keine Luft zum Atmen. Am liebsten wäre ich aufgestanden und wieder gegangen. Was sollte ich hier? So ein Quatsch. Immerhin war es warm. Die zierliche, lebhafte Frau stellte sich einige Minuten später als Therapeutin vor. Carola Winter. Ich erzählte ihr ohne zu zögern und in ganz sachlichem Ton, den ich ein paarmal vor dem Spiegel geübt hatte, dass ich wegen einer Durchfallgeschichte im Krankenhaus gewesen sei und die behandelnde Ärztin von einer Eßstörung und Untergewicht ausgehe. Auf Anraten einer Freundin säße ich nun hier.

Und wovon gehen Sie aus? fragte Frau Winter und schlug ein Bein über das andere.

Ich lächelte. Ich bin ein sehr körperbewusster Mensch, sagte ich. Es ist mir wichtig, meine Figur zu erhalten, das war es schon immer. Ich mache viel Sport, esse sehr kontrolliert und fühle mich gut, so wie ich bin. Mag sein, dass ich manchmal ein wenig übertreibe, fügte ich nach einer kleinen Pause hinzu.

Sie nickte. Das beunruhigt Sie nicht?

Eigentlich nicht. Ich kenne es gar nicht anders.

Warum sind Sie dann hier? Weil das Ihrer Freundin wichtig ist?

Wenn ich ehrlich bin – ja. Von alleine wäre ich wohl nicht gekommen.

Verstehe. Sind Sie eine Kalorienzählerin?

Ich kenne mich ganz gut aus.

Jetzt lächelte sie. Einfach mal so ein Brötchen essen ist wohl nicht drin?

Nein.

Wie viele Kalorien essen Sie denn so am Tag?

Mir brach unvermittelt der Schweiß aus. Warum musste ich eigentlich darauf antworten? War das ein Verhör? Kommt drauf an, sagte ich.

Worauf?

Na, was ich so mache. Nur im Büro sitzen oder auch Sport treiben, das ist ja ein erheblicher Unterschied. Ich verabscheute meine unsichere Stimme. Wie ein kleines Mädchen, das etwas angestellt hat.

Na, sagen wir – ohne Sport.

Ich zögerte.

Sie lächelte ganz offen und herzlich, als wolle sie mir versichern, dass sie nur eine Frage stellte, nichts als eine Frage. Mehr als tausend? fügte sie hinzu. Und was sagt der Hunger dazu? Schweigt er oder müssen Sie ihn bekämpfen?

Ich schluckte, blickte zur Seite. Sollte das jetzt so weitergehen? Warum tat ich mir das an?

Wie lange geht das schon so? fragte sie.

Mehr als zwanzig Jahre. Meine Stimme war leise. Fast nur noch ein Flüstern, und ich fand es widerlich, so schwach zu erscheinen. So klein und hilflos. In der Falle. Das war mir schon ewig nicht mehr passiert. Doch – als sie mich ins Krankenhaus gebracht haben. Schmerzen, Schwindel, außer Kontrolle. Grässlich. Das könnte wieder passieren. Bitte nicht.

Nächste Woche fängt eine neue Gruppe an, sagte Carola Winter. Da könnten Sie mal hineinschnuppern.

Ich weiß nicht.

Sie müssen nicht. Es wäre ein Versuch. Nichts, was in der Gruppe passiert, dringt nach außen. Es ist ein geschlossener Raum.

Werden da Bilder gemalt?

Wie bitte? Sie war irritiert.

Ich zeigte auf die Wände. Das ist nicht meine Welt.

Niemand muss etwas tun oder sagen, was sie nicht will.

Wahrscheinlich war das der entscheidende Satz.

Jetzt bin ich wieder zu Hause, habe einen Apfel gegessen. Einen kleinen Apfel – vielleicht fünfundsiebzig Kalorien. Ich stelle mich auf die Waage. Mit Sachen, ohne Sachen, um später noch mal vergleichen zu können, ohne mich ausziehen zu müssen. Alles okay. Kalte Hände, Zittern. Im Spiegel sehe ich ein bleiches Gesicht. Mein Buch steckt noch hinter den Toilettenrollen. Ich hole es hervor, trage Werte ein. Die Hände beruhigen sich. Alles okay. Na schön, ich werde da mal vorbeischauen. Und ab morgen fängt der normale Alltag wieder an.

Ich dachte, mich trifft der Schlag. Sechs Frauen, mit mir sieben und die Gruppenleiterin Carola Winter. Vier Frauen extrem dünn, zwei davon so abgemagert, dass die Schädel etwas Totenkopfartiges haben. Beine wie Stelzen, Finger wie Spinnenbeine. Beim Lächeln zieht sich die Haut über den Wangenknochen zusammen. Eine schlanke und eine leicht mollige Frau, sie bezeichnen sich als Bulimikerinnen. Dazuwischen ich. Vollkommen fehl am

Platz. Das einzige, was mich mit diesen Frauen verbindet, ist das Alter. Keine ist jünger als dreißig. Die älteste über Fünfzig. Schreck und Erleichterung hielten sich die Waage. Das hat nichts mit mir zu tun. Die Vorstellungsrunde. Wir vereinbarten, uns zu duzen, nur mit Carola bleiben wir beim Sie. Fast alle sind in therapeutischer Behandlung und haben schon mal in der Klinik gelegen. Alte Hasen sozusagen.

Ich glaube, ich bin hier nicht richtig, sagte ich, als die Reihe an mir war, und stellte mich kurz vor. Ich kontrolliere mein Essen, treibe viel Sport und bin sicherlich auch ziemlich pingelig, aber krank ...? Eßstörung? Na ja, lieber zu wenig als zu viel. Ich schob ein Lächeln hinterher, das nur Carola Winter erwiderte.

Karin, eine der beiden ganz Abgezehrten, sah mich an. Man muss nicht so aussehen wie ich, erklärte sie, aber man kann da hinkommen, und zwar schneller, als du denkst.

Außer Kontrolle, dachte ich. Das darf natürlich nicht passieren.

Ich esse und kotze, esse und kotze, sagte die Mollige, Gerda, in einem Tonfall, als würde sie über das Wetter reden, das ihr auf die Nerven geht. Eine gepflegte, gutaussehende Frau im Hosenanzug. Seit Jahren, erklärte sie. Ich hocke mit Herzrasen und schweißdurchnässt vor dem Klo und fühle mich einfach nur scheiße, aber ich kann es nicht lassen. Es geht nicht.

Ich lehnte mich zurück. Auch das hatte nichts mit mir zu tun.

Sabine, eine von den etwas weniger Dünnen, zupfte ihren Pullover zurecht, bevor sie zu sprechen anfing. Ich habe es auch mal mit Kotzen probiert, doch das klappt nicht, und ich finde es eklig, erklärte sie. Ich nehme Abführtabletten. Manchmal zwei am Tag, manchmal acht oder mehr. Dann ist auch alles wieder weg. Ich tue es, um mich wieder sauber zu fühlen, gereinigt. Sie sah mich an. Dann bin ich leicht wie eine Feder, nichts zieht mich herunter oder füllt mich aus. Ich kann nur wenig essen. Mein Körper hat sich längst daran gewöhnt, dass ich ihm sowieso kaum was zur Verwertung übrig lasse. Ich benutze ihn wie ein Abflussrohr.

Oben rein und unten schnell wieder raus. Zwischendurch möglichst kein Aufenthalt.

Aber warum? entfuhr es mir. Du bist doch so dünn ...

Sie lachte. Findest du?

Ja, natürlich finde ich das.

Siehst du, ich bin da anderer Meinung. Und wenn wir schon dabei sind – warum zählst du Kalorien und machst Sport bis zum Umfallen?

Bis zum Umfallen? hakte ich nach. Wie kommst du darauf?

Sie lachte wieder. Komm, ich kenne mich aus mit den Formulierungen. Du willst dich richtig fertig machen, und danach gibt es nicht viel zu essen, stimmt's? Und dabei bist du doch schon dünn. Also, warum tust du das? Sabine blickte mich an, zog eine spitze Schulter hoch, die Dünnen hier haben alle so furchtbar spitze Schultern – lass mich raten, darum geht es gar nicht, stimmt's?

Natürlich geht es darum, gab ich zurück, worum soll es denn sonst gehen? Ich bin diszipliniert, und ich habe ganz bestimmte Vorstellungen von meinem Körper, die ich umsetzen will. Das ist alles.

Was sind denn das für Vorstellungen? mischte sich nun Carola ein.

Na, ganz einfach, ich will nicht zunehmen. Kein einziges Gramm, dachte ich.

Was wäre, wenn Sie morgen mit zehn Kilo mehr aufwachen würden?

Das wäre ein Horrortrip, sagte ich. Ich lachte kurz auf und dachte – unmöglich, nicht zu ertragen, allein der Gedanke lässt mich in einen Abgrund stürzen. Das Lachen entglitt mir, und ich sprang so heftig auf, dass der Stuhl hinter mir wegrutschte und beinahe umgefallen wäre.

Alle schauten zu mir hoch, niemand besonders verwundert. Fragend ja, aber nicht sonderlich überrascht. Alte Hasen eben.

Ich möchte gehen, sagte ich.

Carola nickte. Tun Sie das, aber kommen Sie wieder.

Ich griff meine Jacke, und raus war ich.

Es ist Nacht. Ich kann nicht schlafen. Von Kopf bis Fuß zittrig. All die Jahre war es mir gelungen, mein Verhalten als besondere Form der Disziplin zu verstehen und zu verkaufen. Anderen und mir selbst auch. So war ich eben – vielleicht etwas spleenig und übertrieben asketisch, aber der Erfolg gab mir doch recht. Ich war schlank, dünn, durchtrainiert, erfolgreich, viel bewundert, beneidet und führte ein tolles, konsequent durchorganisiertes Leben. Es machte mich glücklich, wenig zu wiegen. Es schnürte mir den Hals zu, wenn es mal mehr zu werden drohte. Zweifel, Misstrauen, seltsame Ängste blitzten hin und wieder auf. Wenn ich zum Beispiel spürte, dass es mich gar nicht losließ – dieses ständige Registrieren und Protokollieren meines Essens, der sportlichen Betätigung, des Gewichts. Kontrollmechanismus. Er lief wie ein innerer Monolog immer weiter und verstummte manchmal auch nicht, wenn ich die Werte in die Tabelle eingetragen und das Buch längst beiseite gelegt hatte. Wie ein Hamster im Rad, aber das Rad ist ferngesteuert. Der Hamster läuft sich tot. Ein Zwang, der zugleich befremdlich war und beruhigen konnte. Ein nicht enden wollendes Summen im Kopf. Beherrsche ich den Hunger? Oder beherrscht er etwa doch mich? Alles in Ordnung, beschwichtigte ich mich dann rasch. Rituale. Meine Rituale. Ich bestimme. Keine Überraschungen. Und doch – ich bin anders als andere Schlanke, Dünne. Wenn ich es schaffe, den Bodensatz meiner Gefühle zu betrachten, für Augenblicke nur, so sehe ich Traurigkeit, groß und schwer wie ein Felsen. Wer will schon Traurigkeit sehen?

Seit ich wieder in Berlin bin, seit Rieke da ist, seit Kim gegangen ist, seit dem Zusammenbruch, werde ich immer dünnhäutiger, angespannter, unruhiger, kann die Fragen, die Furcht nur noch zeitweise zurückdrängen. Der von mir entwickelte Kontrollmechanismus hat die Kontrolle übernommen. Ich zeige Reaktionen, die so nicht abgesprochen waren. Weinerliche Stimme? Aus der Fassung geraten? Eine Gruppe Hals über Kopf verlassen, weil mich Gefühle überschwemmen, gegen die ich mich kaum wehren kann? Hätte mir jemand vor einigen Wochen solche Reaktionen vorausgesagt, ich wäre in schallendes Gelächter ausgebrochen. Undenkbar.

Und dann Rieke. Ihre rührende Anhänglichkeit. Diese Aufgeregtheit, wenn wir uns sehen. Eine Frau, bei der sich den lieben, langen Tag alles ums Essen dreht. Um gutes, schmackhaftes Essen, ums Genießen und Schlemmen. Verrückt! Dabei ist sie schlank. Nicht übermäßig und schon gar nicht dünn, aber schlank und gut proportioniert. Ganz normal. Ihre Wangen sind weich, und unter den Jeans zeichnet sich ein wohlgeformter Po ab. Sie hat Hände, mit denen sie zupacken kann, und einen Busen, der diesen Namen auch verdient. Wenn ihr etwas besonders gut gelungen ist, glänzen ihre Augen. Sie freut sich über Brot, das duftet, und Kuchen, der genau so geworden ist, wie das Rezept es versprochen hat. Wir stromern stundenlang gemeinsam durch die Stadt. Ich bin sicher, dass das nicht immer unbedingt nach ihrem Geschmack ist, aber sie sagt nichts. Sie kümmert sich und lässt sich nicht beirren.

Ich weiß nicht, was wird. Will ich jetzt wirklich in all dem herumstochern, was über die Jahre hinweg liegengeblieben ist? Was sich angesammelt hat an Vergangenheit? Was vielleicht aus guten Gründen unbeachtet geblieben ist? Was mache ich damit, wenn es direkt vor meinen Augen ausgebreitet wird?

Vielleicht genügt es ja, wenn ich lerne, mich zu entspannen, weniger zu arbeiten, nicht so streng zu sein. Ja, vielleicht geht das. Autogenes Training oder so was. Nicht so verkrampft. Und keine Dulcos mehr. Damit ist nun wirklich Schluss.

Doch ich will nicht zunehmen! Alles, aber nicht das!

13

Georg hatte sich bereit erklärt, Plätzchen für das Bistro zu backen, denn seine Kreationen waren eindeutig besser als meine. Das musste ich neidlos anerkennen. Die zarte Decke aus Mandelnougat zerging nicht einfach auf der Zunge, sie schmolz sanft und dennoch unwiederbringlich dahin. Meine Gäste waren entzückt, und Georg hatte sich gefreut, als ich ihn um Hilfe bat. Neuerdings fehlte es mir an Zeit. Paula stand im Mittelpunkt meines Denkens und Fühlens. Ich gestand ihr viel Raum zu, das war mir klar. Vielleicht zu viel. Ich freute mich über jeden unverhofften Anruf, jede Bemerkung, in der Wärme, ja fast Zärtlichkeit mitschwang. Und ich war in Sorge. Von dem ersten Gruppentreffen hatte sie nur in groben Zügen erzählt. Sehr schlimme Fälle gebe es da, hatte sie gesagt. In einem Ton, der nicht ganz so überzeugend war wie ihr Gesichtsausdruck, der aber dennoch signalisierte, dass sie sich nicht dazugehörig fühlte. Ich spürte, dass es sie beschäftigte, und war froh, als sie beiläufig erwähnte, sie würde das nächste Mal wieder hingehen.

Wie jedes Jahr einige Wochen vor Weihnachten meldete sich meine Mutter telefonisch mit dem dringenden Wunsch, ein Adventskaffeetrinken mit der Familie und ausgewählten Freunden zu veranstalten – vorzugsweise im Bistro, weil es da genügend Platz gebe. Ich bin nicht unbedingt eine Weihnachtshasserin, die angesichts von Kerzen und Tannengrün Ausschlag bekommt, doch in dem einen oder anderen Jahr könnte ich durchaus auf das Fest der Liebe und alle damit verbundenen Rituale verzichten. In diesem Jahr zum Beispiel verspürte ich so gar keine Lust auf das übliche Kaffeekränzchen, was auch damit zusammenhing, dass ich den Sonntag gern für Paula reservierte. Und selbst dass Tamara ihrer Großmutter versichert hatte, dass sie sich freuen und selbstverständlich kommen würde, war für mich kein Anlass, in Jubel auszubrechen, eher nahm ich es ihr sogar übel. Mir sagte sie so was nie.

»Wir haben es doch immer so nett und sehen uns sonst kaum«, drängelte meine Mutter, und ihrer Stimme war die Vorfreude anzuhören. Anscheinend hielt sich die Gicht gerade in erträglichen Grenzen. »Ich helfe dir natürlich beim Vorbereiten, wenn du möchtest. Sind Britta und Kerstin auch wieder mit dabei, so wie im letzten Jahr? Du musst zugeben, das war doch richtig lustig ...«

»Keine Ahnung, was mit denen ist«, unterbrach ich sie. »Der Kontakt ist eingeschlafen, und ich habe nicht vor, ihn wieder zum Leben zu erwecken.« Das war mehr als milde ausgedrückt und traf den Sachverhalt nicht ganz. Kerstin hatte sich noch einmal als Schlichterin zwischen Britta und mir versucht, aber ich war es leid gewesen, die Angelegenheit einfach abzuhaken und zur Tagesordnung überzugehen. Das überließ ich lieber den beiden allein.

»Ach, wie schade. Na ja. Ich meinte ja bloß ...«

»Hm.«

Sie räusperte sich.

»Na schön, ich kümmere mich«, lenkte ich schließlich seufzend ein. Irgendwie hatte sie ja recht – wir sahen uns kaum, und ich riss mir auch sonst kein Bein aus, was familiäre Belange, geschweige denn gemeinsame Festlichkeiten anging.

»Ach, wunderbar! Ich freue mich. Dein Vater wird sich auch freuen. Wir bringen noch Karl und Ulla mit, einverstanden?«

Karl war um dreizehn Ecken mit meinem Vater verwandt, und ich mochte ihn ganz gern. Mit seiner Frau Ulla war ich jedoch noch nie warm geworden. Sie war in ihrer frühen Jugend zwei Jahre mit einem Zahnarzt verlobt gewesen und hielt sich seitdem für etwas Besseres. In Zeiten, wo es Dentisten gab, die teuren Zahnersatz in fernen Billiglohn-Ländern fertigen ließen, aber für teures Geld abrechneten, durfte man sich derlei Standesdünkel wohl abschminken. Aber von solchen Geschichten wollte Ulla ohnehin nie etwas wissen. Ihrer Meinung nach konnte Karl sich glücklich schätzen, dass sie ihn geheiratet hatte, obwohl er nur ein einfacher kaufmännischer Angestellter gewesen war, und das musste sich der arme Kerl seit zwanzig Jahren täglich anhören. Es war mir ein Rätsel, wie er das aushielt. Sie hätte auch ihre guten Seiten, hatte er mir mal vor geraumer Zeit augenzwinkernd zugeflüstert, als ich ihn rundheraus danach gefragt hatte, und ich mochte es kaum für möglich halten, was er damit andeuten wollte.

»Ja, tut das, Mama«, entgegnete ich und unterdrückte meinen Stoßseufzer. »Ich gehe mal davon aus, dass Tamara ihren Freund mitbringen wird.«

»Und du?« hakte meine Mutter schnell nach. Ich hätte es mir ja denken können.

»Wie meinst du das?« stellte ich mich dumm.

»Vielleicht stellst du uns mal einen netten Mann vor.«

Ich wollte unwirsch abwehren. Dann fiel mir Georg ein. Ich grinste. »Ja, ich werde euch einen netten Mann vorstellen.«

»Ach, wirklich? Das ist ja schön.«

»Nicht wahr? Jetzt muss ich aber Schluss machen. Grüß Papa. Bis die Tage.« Das sagte ich immer, auch wenn wir dann monatelang nichts voneinander hörten.

Sie verabschiedete sich, und ihre Stimme klang hocherfreut. Ihr Tag war gerettet. Ich musste Georg unbedingt davon in Kenntnis setzen, dass er zumindest für einige Minuten die Rolle des zukünftigen Schwiegersohnes zu übernehmen hatte. Doch von dem kleinen Spaß einmal abgesehen, würde er ohne Zweifel eine Bereicherung der üblichen Runde sein. Natürlich hätte ich gern auch Paula dabeigehabt. Ich schüttelte den Kopf. Sie würde mir einen Vogel zeigen. Adventskaffeekränzchen, du liebe Güte! Ich sah auf die Uhr. Wir wollten uns nach ihrer Gruppensitzung auf einen Kaffee in einer Frauenkneipe in Schöneberg treffen, und ich musste mich beeilen, um pünktlich zu sein.

Als ich das Lokal betrat, winkte sie von einem kleinen Tisch an der Fensterseite. Sie sah angestrengt aus und wirkte inmitten der eher lässig gekleideten Frauen in ihrem hellgrauen Hosenanzug ein wenig overdressed. Ich hatte nicht den Eindruck, dass es sie störte. Und ich registrierte mit Wohlwollen, dass uns manch interessierter Blick streifte. Die hielten uns für ein Pärchen. Bleib auf dem Teppich, Rieke, ermahnte ich mich. Paula lächelte mich an.

»Ich habe uns gerade Espresso bestellt«, sagte sie. »Das ist dir doch recht, oder?«

»Na klar.« Nichts anderes wäre mir über die Lippen gekommen, wenn sie mir Bananensaft oder Kürbissuppe bestellt hätte.

Die Kellnerin kam keine Minute später. Sie blickte Paula für meinen Geschmack einen Moment zu lange in die Augen, während sie die Tassen vor uns hinstellte. Unerfahrene Aushilfe, überlegte ich – eine geschulte Kraft hatte zu wissen, dass ein Flirt allenfalls unaufdringlich und federleicht daherkommen musste und stummes Anstarren verboten war, erst recht wenn man den Gast nicht kannte. Aber vielleicht schätzte ich die Situation völlig falsch ein und Paula verkehrte hier regelmäßig. Ich schürzte die Lippen.

»Alles in Ordnung bei dir?« fragte Paula, als wir wieder allein waren.

»Klar«, gab ich zurück. »Magst du vielleicht ein bisschen von dem Treffen erzählen?«

»Ich weiß nicht, Rieke – das ist kein wirklich angenehmes Feierabendthema.«

»Natürlich nicht. Das weiß ich doch.«

Paula trank einen Schluck Espresso. »Na schön. Zwei Frauen haben heute von sich erzählt«, sagte sie dann leise. »Missbrauch. Einfach nur fürchterlich. Es liegt viele Jahre zurück, aber wenn sie davon berichten, hat man den Eindruck, es war letzte Woche. Und diese Bulimie-Frauen – das ist ja auch eine Welt für sich.« Sie atmete tief durch. »Ich erspare dir die Einzelheiten. Es ist wirklich schockierend.« Sie sah mich an. »Und zugleich bin ich erleichert.«

»Wie meinst du das?« Ich konnte mir denken, was sie meinte, wollte aber, dass sie es aussprach.

»Es hat so wenig mit mir zu tun. So gut wie gar nichts.« Sie lächelte. »In diesem Kreis sehe ich sogar richtig mollig aus. Ich bin nicht vergewaltigt worden, ich kotze nicht, ich esse zwar wenig, aber ich esse, und irgendwelche Macken und Probleme hat schließlich jeder ...« Sie brach ab.

»Gibt es denn auch Parallelen?« fragte ich.

»Bruchstücke hier und da. Wenn man nicht aufpasst, kann es schnell abwärts gehen, aber das weiß ich ja nun. Eine Frau – die war heute gar nicht da – hat letztes Mal erzählt, dass sie sehr viele Abführtabletten nimmt. Du müsstest sie mal sehen, dagegen bin ich wirklich strotzgesund.« Sie musterte mich. »Du wirkst nicht gerade überzeugt von dem, was ich erzähle. Ja, mag sein, dass ich zu hektisch, zu verkrampft bin, oft zu streng mit mir, aber sonst?«

»Ich kann mich nicht erinnern, dass du jemals mit mir zusammen eine ganz normale Mahlzeit zu dir genommen hättest«, sagte ich nach einer kleinen Pause leise, und die Worte taten mir selbst weh.

Sie sah mich an, als hätte ich sie geohrfeigt.

»Ich glaube, du stapelst viel zu tief«, fuhr ich fort.

Sie sah zum Fenster hinaus. »Ich will das alles gar nicht. Wozu soll das gut sein?« Sie wandte sich mir wieder zu. »Ich habe meine Lektion doch gelernt. Reicht das nicht?«

Ich schob meine Tasse beiseite und beugte mich über den Tisch zu ihr vor. »Glaubst du wirklich, es ist damit getan, dass du keine Tabletten mehr nimmst und ab und an mal eine halbwegs vernünftige Mahlzeit einschiebst? Dein Verhalten hat doch Ursachen!« Ich hob die Hand, damit sie mich nicht unterbrach. »Schlank sein, fit sein – dass ist nach deiner Diät damals entweder zum zwanghaften Selbstläufer geworden oder es steckt noch etwas anderes dahinter. Vielleicht auch beides.«

»Das kann ja alles sein, na und? Wem ist damit geholfen, in irgendwelchen Geschichten herumzuwühlen?« erwiderte sie. »Was dahinterstecken könnte, kann ich sowieso nicht mehr ändern.

Und essen hat mir noch nie sonderlich viel Spaß gemacht, das wird auch in Zukunft nicht anders sein, oder kannst du dir eine fröhlich Sahnetorte schlemmende Paula vorstellen? Eine Art zweite Britta? Meine Güte, ich bin doch nicht blöd – natürlich gibt es Ursachen, die werden durchs Zerreden aber nicht kleiner oder lösen sich in Wohlgefallen auf.«

»Die Sache ist, dass du es gar nicht anders haben willst. Außerdem glaube ich schon, dass es hilft und dich weiterbringt, wenn du über die Hintergründe Bescheid weißt. Willst du wirklich nicht wissen, was dich da so treibt?«

»Du hast gut reden.«

»Habe ich nicht. Es fällt mir verdammt schwer, dir nicht nach dem Mund zu reden«, erklärte ich in energischem Tonfall. »Das wäre nämlich nicht nur viel einfacher und bequemer, sondern auch gänzlich risikolos. Ich muss ja immer damit rechnen, dass du mir einen Vogel zeigst und mich nicht wiedersehen willst, weil ich dir auf die Nerven gehe mit meinem Gequatsche und Gedränge. Und das ist eigentlich das Allerletzte, was ich möchte: dir auf die Nerven gehen und mir eine Abfuhr einhandeln.«

Sie starrte mich an, während ich die Zähne zusammenbiss. Plötzlich lächelte sie, wie nur Paula völlig unerwartet lächeln konnte. Sie nahm meine Hände, und ich spürte ihre kalten Fingerspitzen. Nur das – wir saßen da, schauten uns an, und ich wärmte ihre Finger.

»Kann ich dir einen Wunsch erfüllen?« fragte sie eine ganze Weile später.

»Kannst du«, gab ich sofort zurück und erzählte ihr von dem Adventskaffeekränzchen.

Sie schloss kurz die Augen, als ihr schwante, worauf ich hinauswollte, und stöhnte leise. »Ist das wirklich dein Ernst?«

»Du hast mich gefragt«, antwortete ich. Wir hielten uns immer noch an den Händen. »Ich bin dafür im Gegenzug auch bereit, zu gegebenem Anlass bei deinen Eltern aufzukreuzen.«

Sie ließ meine Hände los. »Ich glaube nicht, dass das nötig sein wird. Derlei Veranstaltungen gibt es bei uns gar nicht.«

»Auch Weihnachten nicht?«

»Da sowieso nicht.«

»Weihnachten fällt bei euch total aus?« fragte ich ungläubig.

»Das nicht, aber ... es ist eher eine kurze und wenig aufwendige Angelegenheit. Schon gar nicht feierlich oder gar festlich. Nach einer Stunde mache ich mich in der Regel auf und davon und bin froh, dass ich es überstanden habe.«

»Na ja, wie dem auch sei, die Zeiten können sich auch mal ändern, und mein Angebot gilt«, erklärte ich noch einmal und sah sie abwartend an. »Was ist nun mit meinem Wunsch?«

»O Rieke, kannst du diesen Kelch nicht an mir vorübergehen lassen?«

Ich musste lachen, so kläglich klang ihre Stimme. Dann änderte sie ihre Taktik.

»Es gibt doch so viele andere nette Wünsche«, sagte sie in lockendem Tonfall und hob eine Augenbraue.

Ich wusste nicht, wo ich hingucken sollte, und spürte, dass ich rot wurde. Es war die Art von Röte, die so heiß wird, dass sie einem selbst die Tränen in die Augen treibt. »Das ist jetzt extrem unfair«, empörte ich mich, um von meinen flammenden Wangen abzulenken.

»Tja, so ist das eben. Vielleicht möchtest du es dir ja doch noch einmal überlegen.« Sie stützte die Ellenbogen auf den Tisch und legte das Kinn auf die Hände. Ihre Augen ließen mich nicht los.

Ich schüttelte trotzdem den Kopf und lobte mich insgeheim für meine Standfestigkeit. »Nö, doch ich mache es dir etwas leichter. Sollte dich der Kaffeeklatsch tatsächlich fürchterlich anöden oder sonstwie belasten, kannst du einfach gehen. Ich nehme es dir nicht übel. Du sagst kurz tschüs und machst die Biege.«

Sie nahm wieder meine Hände. »Okay, du hast gewonnen, ich versuche es.«

Als wir eine halbe Stunde später aufbrachen und uns draußen vor der Tür verabschiedeten, zog sie mich kurz an sich. Ich lehnte mich an sie und blieb still stehen.

»Warum haben wir das eigentlich damals nicht getan?« fragte sie leise. »Uns in den Arm genommen und so weiter.«

»Und so weiter«, wiederholte ich. »Einmal haben wir es getan – auf dem Abi-Ball. Du hast mit mir getanzt.«

»Stimmt.« Sie sah mich an. »Das hast du dir gemerkt.«

»Ich habe mir alles mögliche gemerkt, Paula.«

»Hast du eigentlich eine Ahnung, worauf du dich einlässt?«

»Nein. Du etwa?«

Sie lächelte. »Tja, wir werden sehen.« Sie gab mir einen raschen Kuss, aber mitten auf den Mund. »Komm gut nach Hause.«

Ich winkte ihr nach, als sie zu ihrem Wagen ging und losfuhr. Kurz darauf saß ich in meinem Auto. Meine Lippen fühlten sich wundervoll an, und meine Hände waren warm, als hätte ich sie stundenlang an einem Kachelofen gewärmt.

Sie waren alle pünktlich. Meine Mutter trug das grünkarierte Kostüm für besondere Anlässe, mein Vater seinen dunkelblauen Anzug, ein blütenweißes, vor Bügelstärke knisterndes Hemd und seine gute Uhr, ich hatte mich für meinen neuen roten Seidenpulli und schwarze Hosen entschieden, und Tamara sah tatsächlich aus, als hätte sie genügend geschlafen und sich die Mühe gemacht, eine frischgewaschene Bluse aus ihrem Berg Bügelwäsche hervorzukramen und zu plätten. Meine Güte, nicht doch. Sie begrüßte mich, als wären wir am Tag zuvor noch zusammen Kaffee trinken gewesen. Ihr Freund Jens war ein lang aufgeschossener blonder Strubbelkopf in weiten Jeans und dunklem Sweatshirt, der die Pubertätsakne noch nicht ganz hinter sich gelassen hatte und auf mich keineswegs den Eindruck machte, als habe er sich um diese Familienfeier gerissen. Doch offensichtlich hatte Tamara ihm keine Wahl gelassen. Karl schien ein wenig unausgeschlafen, während

Ulla putzmunter war. Sie blickte sich mit hektischen Augen um, als wäre sie zum ersten Mal hier und wollte alles genauestens registrieren, um bei Gelegenheit detailliert darüber berichten zu können. Ich hatte Paula im Schnelldurchgang mit allen bekannt gemacht, und sie wirkte, zumindest auf den ersten Blick, entspannt und hatte keine Mühe, die unterschwellige Befangenheit der ersten Begrüßungsminuten mit Smalltalk zu überbrücken. Sie lächelte liebenswürdig, und wer es nicht besser wusste, gewann den Eindruck, dass sie nichts lieber tat, als einen Adventsnachmittag im familiären Kreis zu verbringen. Wahrscheinlich war es ungefähr das Lächeln, das sie für Besprechungen mit Kunden aufsetzte, die zwar bislang keinen Auftrag erteilt hatten, mit denen man sich aber zur Sicherheit doch gut stellte. Nach dem Motto: Es konnte nie schaden, einen überzeugenden Eindruck zu hinterlassen. Sie blieb bei meinen Eltern stehen, um ein paar Fragen zu beantworten, während ich einige Kerzen anzündete. Als Georg mit einer Schale seiner berühmten Plätzchen aus der Küche kam, blieb meiner Mutter genau so der Mund offenstehen, wie ich es mir vorher ausgemalt hatte. Ulla schloss sich ihr in bemerkenswert ähnlicher Weise an – selten hatte ich Verblüffung derart synchron erlebt. Dabei sah Georg mit seinem zur Feier des Tages frischgestutzten Bart, den schwarzen Hosen und den auf Hochglanz polierten Stiefeln richtig schick aus – schwiegersohnmäßig herausgeputzt eben. Mein Vater runzelte die Stirn und strich sich die Ärmel glatt, obwohl es da nichts zu glätten gab; Karl holte seine Pfeife heraus und spitzte die Lippen, als wolle er einen flotten Marsch pfeifen, bevor er nach seinem Feuerzeug nestelte. Tamara warf mir einen raschen Blick zu und fing dann an zu kichern. Ich genoss die Situation einige Augenblicke, dann lächelte ich fröhlich in die Runde und bat alle, Platz zu nehmen und zuzugreifen. Ich schenkte Kaffee und Tee ein, Paula setzte sich neben mich, und kaum dass meine Mutter ein Stück Stollen verzehrt hatte, sorgte sie in ihrer unvergleichlich direkten Art für eine neue

Sitzordnung und rückte zu mir auf. Mein Vater und Karl besprachen Fußballergebnisse, Jens flirtete mit Tamara, und Georg genoss in aller Gemütsruhe seinen Kuchen, während Ulla ihn unverhohlen musterte. Ich nahm mir ein Stück Stollen und registrierte aus den Augenwinkeln, dass Paula immer noch an ihrem Plätzchen knabberte. Ich kannte niemanden, die so langsam aß.

»Aha«, sagte meine Mutter mitten in diesen letzten Gedanken hinein und sah mich auffordernd von der Seite an.

»Aha?« fragte ich.

Sie runzelte die Stirn, dann änderte sie ihre Taktik und beugte sich vertrauensvoll zu mir herüber. »Nun erzähl doch mal.«

»Was soll ich erzählen?« Ich aß seelenruhig weiter.

Meine Mutter seufzte. »Stell dich doch nicht so an. Georg also?«

Paula legte ihr Plätzchen auf den Teller zurück und trank einen Schluck Kaffee. Als wäre es tatsächlich nötig, den kleinen Bissen, der sich in ihrem Mund befand, mit viel Flüssigkeit hinunterzuspülen.

»Was ist mit Georg?« fragte ich zurück.

»Das will ich ja von dir wissen!« zischte sie leise. »Du hast doch gesagt ...«

»Was habe ich gesagt?«

»Du hast gesagt, dass du uns einen netten Mann vorstellen würdest.«

»Genau. Und?«

»Also Georg?« wiederholte sie.

»Ja, Georg. Er ist ein netter Mann. Und seit vielen Jahren ein guter Freund.«

Meine Mutter lehnte sich zurück und verschränkte die Arme vor der Brust. Ihrem Gesichtsausdruck nach zu urteilen, stand in Kürze der nächste Gichtanfall bevor. Ich lachte sie an. »Ach, Mama, nun hör schon auf. Mit deiner Drängelei bettelst du ja förmlich darum, dass man dir einen Bären aufbindet.«

»Du bist unmöglich«, sagte sie mürrisch. »Als Mutter macht man sich schließlich Sorgen. Du bist immerhin vierzig! Und wenn du so weitermachst, wird Tamara noch eher unter der Haube sein als du.«

Ich zuckte mit den Achseln. »Das ist gut möglich, macht aber weder mir noch Tamara etwas aus.«

Meine Mutter schielte plötzlich seitlich an mir vorbei zu Paula hinüber. »Sie sind auch nicht verheiratet?«

Ich verdrehte die Augen. »Mama, bitte!«

»Ist schon gut«, erwiderte Paula und berührte kurz meinen Unterarm. »Nein, ich bin auch nicht verheiratet.« Ihre Stimme klang amüsiert.

Meine Mutter schüttelte den Kopf. »Ich verstehe eure Generation einfach nicht. Irgendwie wollt ihr alles – Beruf, Kinder, Erfolg, Männer, aber nur keine feste Bindung eingehen, von Ehe ganz zu schweigen.«

»Ich habe auch keine Kinder«, fügte Paula hinzu.

Und keinen Mann, sagte ich in Gedanken und feixte mir eins. Wenn Mutter wüsste!

»Na ja, bei Ihrem Job mag das ja auch noch was anderes sein«, lenkte meine Mutter behutsam ein, und ich spitzte die Ohren. »Sie sind sicherlich ständig auf Achse und führen ein unstetes Leben.«

»Ja, das kann man so sagen.«

»Sie haben sich eben ganz und gar für die Karriere entschieden.«

Halt den Mund, empfahl ich mir selbst. Es ist Advent, Kerzen brennen, Plätzchen duften, alle sitzen nett zusammen, Paula an meiner Seite, sogar Tamara ist da ...

»Wofür habe ich mich denn entschieden?« fragte ich und überging die mahnende Stimme in mir einfach.

»Na, das wüsste ich auch ganz gerne«, ereiferte sich meine Mutter. »Ein bisschen hiervon, ein bisschen davon, und was ist dabei herausgekommen?«

»Na, was denn deiner Meinung nach? Erzähl doch mal.«

Georg blickte zu mir herüber. Sein Zigarrenqualm hüllte meinen Vater und Ulla ein, aber er kümmerte sich nicht darum.

»Ein Kind, aber kein Vater für deine Tochter und dieser Laden hier«, antwortete meine Mutter, und plötzlich standen ihr die Tränen in den Augen. »Du hast Abitur gemacht, dein Studium hingeschmissen und verdienst dein Geld, indem du Leute bedienst. So sieht es aus. Das ist dein Leben. Das ist dabei herausgekommen.«

Ich hörte, dass Paula tief durchatmete, und war froh, dass sie neben mir saß. Nun verebbten auch die anderen Gespräche. Alle Blicke waren auf meine Mutter und mich gerichtet. Jens rutschte unbehaglich auf seinem Stuhl hin und her.

»Das kann man auch ganz anders ausdrücken«, entgegnete ich. Meine Stimme vibrierte, aber ich versuchte ein Lächeln auf mein Gesicht zu zaubern. »Ich habe Abitur gemacht, dann ein Studium, das nichts für mich war, konsequenterweise abgebrochen und für meine Tochter und mich das nötige Kleingeld verdient, weil der Vater sich aus dem Staub gemacht hat, kaum dass meine Periode ausgeblieben war. Dann habe ich einen Beruf gelernt und später dieses Geschäft hier aufgebaut. Es geht mir gut. Was willst du eigentlich? Ich bediene Menschen und verdiene damit gutes Geld. Es macht mir Spaß. Ja, genau so ist das. Du hingegen wolltest immer nur deine Familie bedienen. Das hat dir gereicht.«

»Ich hatte mir etwas anderes für dich vorgestellt«, sagte sie leise.

»Mama, das sind deine Vorstellungen, nicht meine.«

»Lass doch das Kind in Ruhe«, sagte mein Vater plötzlich. »Immer musst du so ein Theater machen.« Er wedelte den Qualm vor seinem Gesicht beiseite und warf Georg einen vorwurfsvollen Blick zu, den der völlig ignorierte.

»Ich kann mir eben nicht vorstellen, dass sie so wirklich glücklich ist«, beharrte meine Mutter.

»Du hast keine Ahnung von den Dingen, die mich glücklich oder unglücklich machen. Nicht die geringste Ahnung«, entgegnete ich in scharfem Ton.

»Na, du kommst ja auch nie, und wenn man mit dir telefoniert, erzählst du nichts.«

»Was soll ich dir denn erzählen, wenn du mir nur dauernd unter die Nase reibst, was nach deinen Vorstellungen gut für mich ist? Du weißt nichts von mir, gar nichts, weil du nur das hören willst, was in dein Weltbild passt. Ein toller Schwiegersohn zum Beispiel. Und genau das ist wirklich das letzte, was ich dir bieten kann und will. Vergiss dieses Thema ganz schnell.«

Ulla fuhr sich hektisch mit der Zungenspitze über die obere Zahnreihe – sie lauerte darauf, ob diese Auseinandersetzung in einen empörenden Skandal auszuarten drohte, über den man sich dann wochenlang frohlockend das Maul zerreißen konnte, oder ob nur ein hässlicher, aber ganz gewöhnlicher Familienstreit im Gange war, den man besser schnell unter den Teppich kehrte. Meine Mutter kramte ein Taschentuch hervor und zerknüllte es in ihren Händen. Das tat sie immer, wenn sie aufgeregt war. Ich dachte plötzlich an Paulas Eltern. Es war noch gar nicht so lange her, da hatte Paula mir erzählt, dass sie heftige bis üble Reaktionen befürchtete, wenn sie ihre Eltern über ihr Lesbischsein informierte, und ich hatte behauptet, dass das schon nicht so schlimm werden würde – heutzutage! Aber darum ging es hier doch gar nicht. Oder etwa doch? Gehörte es nicht zumindest auch dazu? Ich sah Paula an. Sie schüttelte sachte den Kopf, als hätte ich sie laut gefragt, ob ich mal eben reinen Tisch machen sollte, sozusagen alles in einem Aufwasch. Nicht jetzt, hier und heute, schien sie zu sagen. Ich war erleichtert und enttäuscht zugleich. Tja, was für ein Liebesleben hatte ich denn auch schon vorzuweisen? Ein paar Träume und eine Handvoll verwirrender Sehnsüchte. Ein paar zarte Küsse, in deren Erinnerung ich länger schwelgte, als sie auch nur annähernd gedauert hatten. Ich erwiderte den Blick. Schade, ich wäre bereit gewesen, an diesem Sonntagnachmittag ohne Wenn und Aber Farbe zu bekennen.

Die Stimmung war auf dem Nullpunkt. Irgendwer schnitt ein unverfängliches Gesprächsthema an, und kaum eine halbe Stunde später bliesen meine Eltern samt Anhang zum Aufbruch. Ich machte keine Anstalten, sie noch zum Bleiben aufzufordern. Meine Mutter war beleidigt und deprimiert und zerknüllte immer noch ihr Taschentuch; mein Vater scharrte mit den Hufen wie ein Pferd, das den heimatlichen Stall schon in den Nüstern hat; Ulla gab sich gelassen, ich sah ihrer Miene jedoch an, dass sie enttäuscht war über den geordneten Abzug – liebend gern wäre sie Zeugin der Eskalation dieses Streits geworden; und Karl war vermutlich froh über die Aussicht, sich frühzeitig auf der Fernsehcouch zu aalen und die SPORTSCHAU verfolgen zu können; Tamara nebst Freund schlossen sich eiligst an.

Während Georg, Paula und ich den Tisch abräumten, überlegte ich, dass das Bistro in letzter Zeit für private Feiern offensichtlich nicht der richtige Ort war. Oder ich hatte die falschen Leute eingeladen. Als der Geschirrspüler lief, setzte ich mich mit einem Glas Weißwein an die Theke. Ich hatte das Gefühl, acht Stunden Hochbetrieb hinter mir zu haben. Georg nahm sich ein Bier, Paula wollte nichts mehr trinken.

»Schade«, sagte sie. »Du hattest dich so gefreut.«

»Ja, hatte ich.« Vor allen Dingen, seit klar gewesen war, dass Paula dabeisein würde. »Aber das war wirklich das letzte Mal, dass wir in dieser Zusammensetzung an meinem Tisch gesessen haben.« Ich trank einen großen Schluck und blickte von Paula zu Georg und wieder zurück. »Oder anders ausgedrückt: Nächstes Jahr kann meine Mutter ihr Adventskaffeetrinken sonstwo veranstalten – hier findet es garantiert nicht statt. Und ich besuche lieber eine Ausstellung über die soziologische Bedeutung der Geburtshelferkröte, als mich diesem illustren Kreis noch einmal anzuschließen.« Ich prostete Georg zu. »Aber sagt mal, ist das nicht bemerkenswert? Wenn es darum geht, sich aus gegebenem Anlass hier im Bistro breitzumachen und bewirten zu lassen, ist der Laden gut genug. Doch wenn es sich um den Beruf der Tochter handelt, das Wort Karriere will ich an dieser Stelle erst gar nicht in den Mund nehmen, ist die plötzlich nichts als eine bessere Bedienung. Frei nach dem Motto: Wer nichts wird, wird Wirt. Sieh dich lieber schnell nach einem Ehemann um, damit du gut versorgt bist!« Ich hörte, dass meine Stimme bitter klang. Warum sollte ich auch so tun, als ginge mir die Situation nicht nahe?

»Ist das Thema eine Art Dauerbrenner bei euch?« fragte Paula. Ihr Blick war sanft, und ich wäre jetzt gern mit ihr allein gewesen.

»Das nicht unbedingt, jedenfalls nicht in dieser Form, aber meine Mutter lässt immer wieder mal durchblicken, dass ich ihrer Meinung nach den völlig falschen Weg eingeschlagen habe. Meistens gelingt es mir, mehr oder weniger freundlich abzuwinken, sie ins Leere laufen zu lassen oder mit ihren altmodischen Wünschen sogar aufzuziehen, aber heute ... Das war irgendwie zuviel.«

Paula nickte. »Elterliche Erwartungen können einen das ganze Leben lang immer wieder runterziehen – ob man zehn Jahre alt ist oder vierzig. Es ist wahrscheinlich wirklich das beste, man lässt sich so wenig wie möglich auf Diskussionen ein und geht seiner Wege. Selbst schwierige Teamsitzungen oder Auseinandersetzungen mit unzufriedenen Kunden sind ein Kinderspiel gegen nörgelnde Eltern, denen man es nicht recht machen kann und die sowieso alles besser wissen. Und gegen Tiefschläge kannst du ohnehin nichts ausrichten.«

»Nun, meine Mutter findet, dass du dein Leben großartig managst«, erwiderte ich. »Klare Entscheidungen, toller Job, der so richtig was hermacht, und so. Wenn schon keinen Schwiegersohn, dann aber Karriere. Ich meine – eine richtige Karriere.«

Paula lächelte. »Und meine Eltern finden, dass ich neumodischen Kram mache, keinerlei Idealismus habe und undankbar bin.«

»Vielleicht sollte man die vier mal an einen Tisch setzen«, meldete Georg sich zu Wort.

»Und was soll das bringen?« fragte ich.

»Vielleicht kriegen sie dann mit, dass sie nur über sich selbst und ihre eigenen Wünsche für die Kinder reden.«

»Darauf würde ich keine Wette abschließen.«

»Und vielleicht kriegt ihr mal mit, dass ihr euch nur getroffen fühlt, weil ihr ganz wild auf Mamas und Papas Anerkennung seid. Sie sollen toll finden, was ihr macht, ganz egal, was es ist.«

»Moment mal!« begehrte ich auf. »Was wird das denn jetzt?« Paula hatte sich ebenfalls vorgebeugt und tief Luft geholt.

»Na komm, Rieke«, sagte Georg und zündete sich in aller Seelenruhe einen Zigarrenstumpen an. »Die Sache mit der Bedienung geht dir mächtig gegen den Strich. Du bist Inhaberin eines gutgehenden Bistros und keine kleine Kellnerin, nicht wahr? Stell dir vor, Tamara wird Kellnerin, eine einfache kleine Kellnerin oder Mitarbeiterin bei McDonald's. Wie wäre das? Würdest du ihr stolz auf die Schulter klopfen?« Fast grinste er mich an. »Du hast es zu was gebracht, noch dazu als alleinerziehende Mutter, und das sollen deine Eltern gefälligst anerkennen. Tun sie aber nicht. Und nun?«

»Nein, tun sie nicht, aber sie haben meine Entscheidung auf jeden Fall zu akzeptieren – sie haben nicht das Recht, dauernd auf mir herumzuhacken«, antwortete ich und wusste nicht, worüber ich mehr staunen sollte – über Georgs Ansichten oder über die im Vergleich zu seiner sonstigen Wortkargheit nahezu ausführliche Stellungnahme.

Er zuckte die Achseln. »Lass sie doch ins Leere laufen – wie sonst auch. Das hast du vorhin selbst gesagt. Da können sie nämlich herumhacken, soviel sie wollen – es stört niemanden.« Plötzlich sah er Paula an. »Und was meinen Sie?«

»Es gibt Probleme oder Konfliktsituationen, die man nicht lösen kann. Dann ist meiner Ansicht nach Distanz das Mittel der

Wahl«, sagte sie ruhig. »Keiner trampelt auf dem anderen herum. Kein Streit, keine Diskussionen, mit denen man wie aus dem Hinterhalt überfallen wird.«

»Aber es beschäftigt dich ja doch, oder?« warf ich ein, bevor Georg etwas dazu sagen konnte.

»Manchmal, doch ich habe ja die Möglichkeit, das Thema ad acta zu legen.«

Ich war versucht, sie zu fragen, warum sie sich dann überhaupt je Gedanken über die befürchtete Reaktion ihrer Eltern auf ihr Lesbischsein gemacht hatte, doch mir war klar, dass sie das im Beisein von Georg nicht vertiefen wollte. Sie strich sich die Stirnfransen aus dem Gesicht. Gleich geht sie, dachte ich.

»Kann ich dir noch was helfen?« fragte sie.

»Nein, vielen Dank, es sieht ja schon wieder ganz manierlich aus.«

Sie stand auf. »Gut, dann mache ich mich jetzt auf den Weg.«

Georg gab ihr die Hand. »Man sieht sich.«

Sie nickte halbherzig. Ich brachte sie zur Tür. Ihr Gesicht war verschlossen. Georg ging ihr ganz erheblich gegen den Strich. Ich gab ihr einen Kuss auf die Wange, und sie schlüpfte aus der Tür. Eigentlich hatte ich mir diesen Nachmittag und vor allem den Abend ganz anders ausgemalt. Ich drehte mich um – Georg machte nicht die geringsten Anstalten aufzubrechen, sondern nahm sich ein zweites Bier, und wir setzten uns an die Theke.

»Deine Freundin wird noch mal Probleme bekommen«, sagte er. »So wie sie meint, immer alles im Griff haben zu müssen oder zu den Akten legen zu können.« Er schüttelte den Kopf, und sein Blick signalisierte mir, dass er das Thema noch mal aufgriff, obwohl er damit rechnete, dass es mir nicht gefiel. »Nur keine Überraschungen. Auf was will sie sich denn bloß vorbereiten? Auf das Leben etwa? Das hat noch nie funktioniert. Und wenn es funktionieren würde, wäre es ziemlich langweilig.«

»Warum ereiferst du dich eigentlich so? Es ist doch sonst nicht deine Art, großväterliche Tips zu geben und weise Ratschläge zu erteilen.« Das großväterlich war ein Seitenhieb, doch Georg zuckte nicht mit der Wimper. »Außerdem kennst du sie kaum.«

»Auf gut deutsch – ich soll sie in Ruhe lassen?«

Ich sah ihm direkt in die Augen. »Sie hat in der Tat schon genug Probleme.«

Er erwiderte den Blick. »Sie bedeutet dir ziemlich viel.« Das war eine klare Feststellung, in der nicht das leiseste Fragezeichen mitschwang. »Lässt du sie in Ruhe?«

»Nein.«

Er nickte. »Das ist gut so. Ich glaube, es wäre ein Fehler.«

Ich schluckte. »Ja, ich weiß.« Dann, nach einer langen Pause: »Sie ist magersüchtig, und ich habe das erst ziemlich spät mitbekommen.«

Georg schien weder überrascht noch hatte ich den Eindruck, dass ich ihm etwas mitteilte, was er längst wusste. Sein Gesicht strahlte Ruhe aus. »Magersucht«, wiederholte er langsam.

Er wies nicht darauf hin, dass er Paula von Anfang an für auffällig dünn gehalten hatte, und ich war ihm dankbar dafür. Die »Ich hab's ja schon immer gewusst«-Nummer hätte mir gerade noch gefehlt.

»Sie isst also nicht. Das passt irgendwie«, bemerkte er eine Weile später. »Und du – willst du ihr das Essen wieder schmackhaft machen?«

»Ich wünschte, ich könnte es, aber es gehört mehr dazu, als eine Freundin, die sich das von Herzen wünscht.«

Georg schaute zum Fenster hinaus. »Kennst du das Sprichwort: Essen und Trinken hält Leib und Seele zusammen? Ich finde es sehr passend.«

Das fand ich auch.

Es gibt auch in anderen Familien Zündstoff. Das beruhigt mich, wenn mir Rieke auch leid tut, die sich so viel Mühe gegeben hatte und sehr enttäuscht war. Ehrlich gesagt, hatte ich mich anfangs ja auch gefragt, was sie so toll daran findet, in einem Bistro zu arbeiten, ob es nun ihr eigener Laden ist oder nicht. Mittlerweile sehe ich, wie wohl sie sich dort fühlt, wie sie mit ihren Gästen umgeht und sich um das Essen kümmert. Das sind Sachen, die ihre Eltern gar nicht mitbekommen. Und wenn sie es mitbekommen, hat es kein Gewicht für sie. Zumindest für die Mutter nicht.

Georg. Ein merkwürdiger Typ. Schlecht einzuordnen, untypisch. Ein kochender Zimmermann mit wachen Augen. Ungehobelt und zugleich auf seltsame Art hellhörig, aufmerksam. Er sieht aus wie jemand, dem es ziemlich egal ist, was andere von ihm denken. Ihm entgeht nicht viel. Das gefällt mir nicht, und doch ist es faszinierend. Rieke mag ihn sehr und er sie. Er sitzt neben ihr, als wäre dort ganz selbstverständlich sein Platz. Klingt da etwa Eifersucht an? Nein. Ich beschreibe ihn nur.

Ein großes Plätzchen gegessen. Die nussige Süße breitete sich im ganzen Mund aus. Eindringlicher Geschmack, der kaum vergehen wollte. Ich habe mir die Zähne geputzt und die Kalorien aufgeschrieben, obwohl ich mir vorgenommen hatte, das nicht mehr zu tun, jedenfalls heute nicht. Ich erschrecke, weil ich mich gegen den Drang des Protokollierens nicht wehren kann, und dann wische ich den Schreck beiseite. Mir wird sofort leichter.

Übermorgen ist wieder Gruppe. Ich weiß noch nicht, ob ich hingehe. Das entscheide ich kurzfristig.

Drei Frauen fehlten, auch Sabine. Irgend jemand erzählte, dass sie krank sei. Ich gab vor, ruhig und entspannt zu sein – wie man das vermittelt, weiß ich genau. Im Job eine meiner leichtesten Übungen. In mir drinnen sah es anders aus. Nur zu viert – so wenig. Mehr Raum für jede einzelne. Eine Frau erzählte aus ihrer Kindheit. Stockende Stimme. Nicht schon wieder so eine fürchterliche Missbrauchsgeschichte, dachte ich. Wie viele Frauen gibt es eigentlich, die so was mit sich herumschleppen und sich für den Rest ihres Lebens am liebsten ganz dünne machen? Da habe ich ja noch Glück gehabt mit meiner Kindheit. Sie war richtig schön, meist jedenfalls. Oft. Bei Regen auf dem Dachboden tollen, im Sommer frühmorgens baden gehen, vom frischgebackenen Kuchen stibitzen, im Winter mit Schneebällen das Küchenfenster bewerfen, bis Mama es öffnet und laut schimpft. Und der Kleine lacht. Sein Mund ist weit aufgerissen. Wir sind uns einig. Bis zu jenem Tag. Da war ich bereits kein Kind mehr. Er schon. Wir haben immer zusammengehalten, auch als wir aus dem Spielalter längst heraus waren. Wenn Vater meckerte, weil die Zensuren nicht genügten, wir zu wenig Sport getrieben hatten oder sonstwie faul gewesen waren, haben wir die Köpfe zusammengesteckt, getuschelt und gelacht und die pochenden Herzen beruhigt. Vater konnte laut werden. Und gemein. Mama stand daneben. Aus uns sollte was werden. Wir waren also noch nichts. Aber in dieser Verschworenheit genügten wir uns selbst. Der Kleine war ein Bücherwurm, ein Träumer und Bastler. Ein schlauer Kopf, der allein bestimmte, womit er sich beschäftigen wollte. Mit Hockey fing er an, damit zu Hause endlich Schluss war mit den ewigen Sprüchen: Sport ist wichtig, Sport ist Ausgleich, Lebensfreude, Gesundheit, fördert die Intelligenz und den Gemeinschaftssinn. Ihr kommt nicht auf dumme Gedanken. Ihr treibt euch nicht herum. Ihr lernt, euch unterzuordnen. Disziplin, Ausdauer, Leistungsdenken. Härte. In der Schule waren wir beide gut. Aber nicht sehr gut. Keine Einser-Kandidaten. Jetzt muss ich alles allein tragen, hatte ich damals gedacht – einer von tausend unsinnigen, erschreckenden, schmerzenden Gedanken, die mich nicht zur Ruhe kommen ließen. Wir können nicht mehr die Köpfe zusammenstecken und mit unserem aufgeregten Kichern nur uns selbst spüren, unsere Wärme und Liebe, wenn die Standpauke vorbei, der Vortrag endlich vorüber war. Nun werde ich allein dastehen und mir anhören müssen, was Erfolg bedeutet. Doch genau das trat nicht ein – es gab von einer Stunde zur anderen nur noch diese Trauer. Die Leere, die ja gar keine Leere war, sondern ein unerträglicher Schmerz, der mehr Raum einnahm, als eigentlich da war, der sich nicht in Worte fassen ließ. Und von mir allein erwarteten sie gar nichts mehr. Keiner von beiden hat mich je gefragt, wie ich ohne ihn, den Kleinen, zurechtkam. Wie mein Leben plötzlich aussah. Welche Träume mich durch die Nacht begleiteten. Wonach ich mich sehnte. Alles wurde besser, als ich den Hunger entdeckte.

Carola Winter schaute mich gespannt an, und erst da merkte ich, dass ich den Gedanken laut ausgesprochen hatte, und es war zu spät, ihn zurückzunehmen. Was hatte ich sonst noch alles laut und unbeherrscht von mir gegeben? Carola beugte sich vor. Was hat er Ihnen denn gegeben? fragte sie.

Halt, sagte ich.

Auch die Hoffnung auf Anerkennung? fragte sie.

Ja, schon, ein wenig, gab ich zurück, aber die zerschlug sich schnell. Meine Eltern interessierte kaum noch etwas, weder in ihrem noch in meinem Leben, wie belanglos waren da erst ein paar Kilo, die ich mir herunterhungerte. Doch der Halt war da. Die Sicherheit, wählen und bestimmen zu können. Eine Klarheit und Eindeutigkeit, die nicht zerstört werden konnte. Durch nichts. Was für ein wunderbares Gefühl.

Die Frauen sahen mich schweigend an. Nachdenklich.

Ich blickte auf meine Hände. Sie zitterten. Ich sah wieder hoch. Und was habe ich jetzt davon, dass ich solche Sachen ausgrabe, nach oben hole und hier ausbreite? Ich blickte die missbrauchten Frauen an – ihr wisst, was mit euch geschehen ist, ihr erzählt es und dann? Ihr seid trotzdem krank, oder nicht? Therapie – wofür? Ihr haltet euch trotzdem für dick und meint, ihr dürftet nicht essen.

Wieso ihr? fragte Karin zurück.

Ja, meinetwegen, ich auch. Also – was bringt das?

Vielleicht wird man nachsichtiger mit sich selbst, wenn man kapiert, warum man etwas tut, was dahintersteckt. Eine Ursache ist eine Erklärung, häufig sogar eine einleuchtende, und der erste Schritt, etwas zu verändern, antwortete Karin.

Und warum wirst du nicht nachsichtiger mit dir selbst? fragte ich Karin, warum veränderst du nichts?

Aber ich habe es doch schon getan. Vor sechs Monaten war ich drei Kilo leichter und kam kaum eine Treppe hinauf, so schwach war ich. Heute geht das schon bedeutend besser, ich schnappe nicht mehr nach Luft wie ein Fisch auf dem Trockenen und spüre mein Herz nicht länger wie ein Trommelfeuer. Das ist eine Veränderung. Groß und wichtig für mich, klein für andere. Vielleicht würde ich sonst gar nicht mehr leben.

Noch drei Kilo weniger konnte ich mir bei ihr unmöglich vorstellen.

Die entscheidende Frage ist, fügte Carola nach einer längeren Pause hinzu, in der niemand das Wort ergreifen wollte, wozu Sie die Krankheit benötigen – welchen Gewinn Sie daraus ziehen. Sie sah mich an. Und damit meine ich nicht das Erreichen irgendeines bestimmten Gewichts oder die Idealvorstellung von einem Körper. Das ist nur die Verkleidung, in der Ihr Bedürfnis daherkommt. Oder auch die Angst.

Ich mochte nichts mehr sagen, und doch drängte es aus mir heraus: Ich werde es nie lassen können, begehrte ich auf. Es gehört zu mir.

Sie nickte. Vielleicht nicht. Vielleicht doch. Vielleicht lässt es sich abmildern. Wenn Sie eine andere Sicherheit in Ihrem Leben finden.

Mir schossen die Tränen in die Augen, aber ich unterdrückte sie mit aller Macht. Um Gottes willen, wann hatte ich das letzte Mal geheult? Und dann auch noch vor anderen?

Nach dem Gruppentreffen hatte ich Mühe, mich auf den Straßenverkehr zu konzentrieren. Zu Hause angekommen, stürzte ich die Treppe zu meiner Wohnung hoch und zog, kaum dass die Tür ins Schloss gefallen war, alle Sachen aus. Ab auf die Waage. Etwas mehr als gestern um diese Zeit. Ich hasse Plätzchen! Und die mit der nussigen Süße erst recht – sie schrauben das Hungergefühl für Tage in schwindelerregende Höhen. Dreimal umrundete ich meinen Heimtrainer, ging immer wieder weg, suchte mir irgendeine Beschäftigung: Wäsche zusammenlegen, Spülmaschine ausräumen, Blumen gießen. Eiskalte Hände. Unruhe breitete sich wie Säure in mir aus, so heftig hatte ich das noch nie empfunden. Dann klingelte plötzlich das Telefon. Rieke, dachte ich. Wie wunderbar. Aber es war nicht Rieke. Es war meine Mutter. Mit ihr hatte ich am allerwenigsten gerechnet.

Weihnachten, Paula, lass uns mal über Weihnachten reden.

Jetzt? Ausgerechnet jetzt?

Warum nicht jetzt?

Was gibt es über Weihnachten zu reden? Weihnachten ist Weihnachten – wie jedes Jahr.

Plötzlich war es still am anderen Ende. Ich wusste, dass sie weinte oder ins Leere starrte oder sich die Unterlippe zerbiss. Lass uns ein anderes Mal telefonieren, sagte ich. Es passt mir gerade schlecht.

Ach so, na dann.

Wir legten auf. Keine zwei Minuten später saß ich auf dem Heimtrainer, Techno in den Ohren. Das Schwungrad zitterte unter mir, mein Atem ging schwer, stoßweise, Schweiß lief mir übers Gesicht. Die Anzeige leuchtete auf – Geschwindigkeit, Puls, Distanz, Kalorienverbrauch. So kann das nicht weitergehen, dachte ich plötzlich, das ist verrückt, und der Gedanke ließ sich nicht wie sonst beiseitedrängen. Im Rhythmus meiner heftig strampelnden Beine biss er sich in mir fest. Wer hat hier die Kontrolle?

14

Ich hatte Obstsalat gemacht, und Paula aß eine kleine Schüssel. Ich war nicht sicher, ob er ihr schmeckte, denn sie schob immer wieder einzelne Stückchen mit dem Löffel beiseite und sah sich sehr genau an, was darunter zum Vorschein kam.

»Ich verwende nur frische Zutaten«, sagte ich amüsiert. »Und du musst keine Angst haben, dass dir da plötzlich ein Regenwurm zuwinkt.«

Wir saßen in meiner Küche, wo es kuschelig warm war. Paula sah hoch, lächelte unsicher. Dann straffte sie die Schultern. »Ist dir noch nie aufgefallen, dass ich das immer so mache?«

Ich schüttelte den Kopf. »Nein. Du isst grundsätzlich langsam, bedächtig, doch dass du dir die einzelnen Zutaten so genau ansiehst, fällt mir eben erst auf.«

»Ich habe mir immer viel Mühe gegeben, es zu verbergen.«

Ich verstand nicht, was sie meinte. Ich spürte lediglich, dass sie auf einmal peinlich berührt war, mir aber dennoch nicht ausweichen wollte.

»Warum siehst du dir denn immer alles so genau an?« fragte ich schließlich.

»Ich mache Obstsalat in einer ganz bestimmten Zusammensetzung«, erklärte sie. »Du bereitest ihn garantiert anders zu – mit mehr Nüssen, Rosinen und so weiter.«

»Gut möglich. Und?«

»Nüsse haben mehr Kalorien als Obst«, sagte sie leise. »Ich gucke mir an, in welchem Verhältnis der Salat zubereitet ist, damit ich die Kalorien ausrechnen kann.«

Meine Kinnlade fiel ein Stück herunter. Ich schluckte. »Ach so.«

»Es ist wie ein Zwang.«

»Ich verstehe. Du kannst nicht einfach damit aufhören.«

»So ist es. Selbst wenn ich wollte.«

»Und willst du?«

»Manchmal schon. Seitdem mir auffällt, dass es ein Zwang ist.«

»Und was hindert dich – ist es nicht vollkommen gleichgültig, ob so eine Schüssel Obstsalat einhundertfünfzig oder zweihundert oder zweihundertfünfzig Kalorien hat?« fragte ich.

»Klar, aber darum geht es nicht, da kann ich mir hundertmal sagen, dass es egal ist.«

»Du willst es einfach wissen«, stellte ich fest. »Oder besser gesagt: du meinst, es wissen zu müssen.«

»Genau.«

Vor meinem inneren Auge stieg plötzlich das Bild eines Liebespaares auf. Sie saßen nackt voreinander und fütterten sich gegenseitig hingebungsvoll mit Eis, Sahne, Früchten. Dabei verdrehten sie genüsslich die Augen und strahlten sich an. Wen wundert's – die eine sah aus wie Paula, die andere wie ich. Sie lachten und küssten sich und schlemmten und liebkosten einander. Sahne, Brustknospe, Himbeeren, Lippen, Augenlider ... So etwas wäre mit Paula schlicht nicht möglich. Unser Körperkontakt beschränkte sich auf zarte Küsse und eher harmloses Streicheln, das zwar meine Phantasie anregte und mich heiß machte, aber unter Sexualität verstand ich etwas anderes. Wahrscheinlich würde sie immer mit einem Auge linsen und rasch im Kopf überschlagen, wie viele Kalorien sie da pro Löffel vertilgte. Wirklich hocherotisch! Würde es je anders zwischen uns werden?

»Was überlegst du?« fragte Paula.

Ich räusperte mich. Wahrscheinlich hatte ich mal wieder flammend rote Wangen. Ich wischte das Bild beiseite.

»Ich frage mich, wie es weitergeht«, antwortete ich ausweichend.

»Was meinst du damit?« Sie beugte sich zu mir vor.

Ich zog eine Schulter hoch. »Alles mögliche.«

Sie atmete angestrengt aus und sah mich auffordernd an. »Ein bisschen deutlicher könntest du ruhig werden.«

»Reicht das mit der Selbsthilfegruppe?« wagte ich einen Vorstoß.

»Oh, mir schon.« Die Antwort kam schnell, ohne das geringste Zögern, aber die Unruhe in ihren Augen war unübersehbar.

»Wäre es nicht besser, wenn du zusätzlich eine Therapie machen würdest?« fügte ich hinzu.

Paula lehnte sich wieder zurück. Klasse, dachte ich, ich habe hier wirklich ständig den schwarzen Peter.

»Ist es denn so schlimm für dich? Erzähle ich vielleicht zuviel?« fragte sie unsicher.

»Schlimm für mich?« Na klar, dachte ich, es ist auch schlimm für mich, aber das kann ich doch so nicht sagen. »Es ist zunächst mal schlimm für dich«, entgegnete ich. »Und mir liegt natürlich daran, dass du soviel wie möglich für dich tust. Wäre es nicht toll, wenn wir beide eines Tages irgendwo am Strand sitzen und ganz entspannt ein Eis essen könnten, ohne dass du dir deswegen Gedanken oder Sorgen machst? Du isst ein Eis, es schmeckt, und es geht dir gut. Nicht mehr und nicht weniger.«

»Wir schauen in den Sonnenuntergang, und dazu läuft die Musik aus der Bacardi-Werbung?«

»Warum nicht? Ich meine, du kannst das Eis natürlich auch alleine genießen, an welchem Strand auch immer.«

Sie lächelte. »Ich verstehe. Man kann den Strand aber auch ohne Eis genießen.«

»Wenn es gerade keins gibt – klar.«

»Und wenn ich kurz denke: fünfhundert Kalorien?« Sie sah mich gespannt an.

»Es ist dein Gedanke. Doch je kürzer, je besser. Und wenn ich dich gerade küssen will, fände ich es nicht unbedingt erotisch, falls du nur deine Kalorien im Kopf hättest.«

»Interessant – du küsst mich? Das hatten wir noch gar nicht, wenn ich mich recht erinnere.«

Ich biss mir auf die Unterlippe. Sie nahm meine Hände und küsste die Fingerspitzen, während sie mich nicht aus den Augen ließ. »Apropos Strand und küssen und so – lass uns über Weihnachten und Silvester wegfahren. Was hältst du davon? Ich denke, wir könnten beide Erholung gebrauchen.«

Ich stöhnte innerlich auf. Was würde ich nicht geben, um allein mit Paula verreisen zu können, aber es war unmöglich.

»Das geht nicht«, sagte ich mit gequälter Stimme. »Beim besten Willen nicht. Ich kann den Laden nicht allein lassen, geschweige denn dichtmachen.«

»Hast du keine Vertretung?«

»Chris hat sich schon vor Wochen abgemeldet – er muss büffeln. Und Maren fährt zu ihren Eltern.«

Paula war enttäuscht. »Schade.«

»Ja, finde ich auch. Ich würde gerne mit dir verreisen. Vielleicht holen wir das zu Ostern nach? Und küssen kann man übrigens auch bei Kerzenlicht unterm Tannenbaum.«

Paula schlug die Beine übereinander. »Unterm Tannenbaum? Na ja, das ist wohl Geschmackssache. Übrigens, du wirst es nicht glauben, meine Mutter hat tatsächlich schon zweimal angerufen, um mich zu fragen, wie wir Weihnachten feiern könnten. Das hat es noch nie gegeben. Doch so bemerkenswert das auch ist: Lust habe ich nicht die Bohne. Am liebsten würde ich mich in einen Flieger setzen und sonstwohin verschwinden.«

»Sonstwohin ist ausgebucht. Georg hat uns beide eingeladen, am vierten Advent mit ihm Plätzchen zu backen, und zu deinen Eltern komme ich mit«, erklärte ich seelenruhig.

»Du machst Witze.«

»Oft und mit Begeisterung – na klar. Aber das eben war absolut ernst gemeint.«

»Rieke, glaub mir, weder das eine noch das andere ist was für mich. Wirklich nicht. Nichts könnte mich weniger reizen.« Paula lachte fast, so absurd kam ihr die Idee vor. »Und Familienfeiern können verdammt in die Hosen gehen, wie wir ja erst letztens gemeinsam erlebt haben. Du erinnerst dich?«

»An jedes einzelne Wort. Ich habe, wie du weißt, ein ziemlich gutes Gedächtnis. Das spielt aber überhaupt keine Rolle. Ich würde deine Eltern gerne kennenlernen. Und bei Georg ist es wirklich urgemütlich. Er hat ausdrücklich gesagt, dass die Einladung für uns beide gilt.«

Paula stand auf und tippte sich an die Stirn. »Du spinnst. Nein. Ohne mich.«

»Stell dich nicht so an.«

Sie ging zum Fenster und sah hinaus. »Vergiss es!«

»Ich denke nicht daran.«

»Rieke, sei vernünftig.«

»Das bin ich, Paula. Du kannst dich nicht immer drücken«, erklärte ich.

Sie schnellte herum. »Wie bitte? Hast du *drücken* gesagt?«

»Allerdings. Lieber in den Flieger nach Honolulu als deinen Eltern zu Weihnachten gegenübertreten, nicht wahr?«

»Du hast ja keine Ahnung.« Ihre Stimme bebte, sie verschränkte die Arme und hockte sich auf die Fensterbank.

»Eben, und genau darum will ich ja mit«, sagte ich.

»Wir können da nicht als Paar auftreten. Das gibt einen ...«

»Skandal?« unterbrach ich sie. »Sei nicht albern. Außerdem müssen wir uns nicht explizit als Liebespaar präsentieren. Das dürfte uns nicht schwerfallen. Ich bin eben eine gute Freundin. Also, wovor hast du Angst?«

Ich stand auf und trat zu ihr.

»Überleg mal, was kann denn schon groß passieren? Wir gehen uns gegenseitig auf die Nerven, ich werfe den Weihnachtsbaum um oder schmatze laut, oder ich sage das Gedicht falsch auf, das dein Vater so schön findet, die Gans ist nicht durch, wahlweise haben deine Eltern keine Lust auf mich oder sind eher in deprimierter Stimmung – na und? Ist man eben ein Stündchen artig zueinander und geht dann freundlich wieder auseinander. Eine meiner leichtesten Übungen. Wie oft muss ich mit Gästen klarkommen, die überhaupt nicht nach meinem Geschmack sind und umgekehrt. So ist das nun mal. Es gibt Angenehmeres, aber man kann es ohne größeren Schaden überstehen.« Ich zuckte die Achseln und lächelte sie an. Mit einer Hand strich ich ihr über die Schulter. »Geh doch noch mal in dich, bevor du jetzt eine endgültige Entscheidung triffst.«

»Du lässt echt nicht locker, was?«

Ich schüttelte den Kopf. Sie legte mir den Arm um die Taille, stand auf und zog mich an sich. Plötzlich war ihr Mund so nah wie damals im Auto. Sie küsste mich, und ich schloss die Augen. Ihre Zunge öffnete meine Lippen und strich über meine Zähne. Ich drängte mich an sie und hörte, dass mein Atmen lauter wurde. Hör nicht auf, dachte ich, diesmal bitte nicht, schalte einfach ab und lass uns weitermachen. Küssen, streicheln, nach nebenan gehen, die Klamotten ausziehen, in die seidigen Kissen sinken, unsere Körper erkunden ... Ich legte die Arme um sie, streichelte ihren Rücken, aber sie griff einen Moment später nach meinen Händen und befreite sich aus der Umarmung. Ich öffnete die Augen, und sie schüttelte langsam den Kopf. Als ich etwas sagen wollte, legte sie einen Finger auf meine Lippen. Sie lächelte. Dann waren ihre Hände an meinem Reißverschluss. Sie zog ihn langsam herunter. Ich lehnte mich an die Fensterbank. Meine Güte, nicht hier, dachte ich, so doch nicht, das habe ich mir aber ganz anders vorgestellt. Wo bleibt das aufregende Rascheln der Seidenbettwäsche, das hungrige Begehren unserer nackten Körper? Ich wollte protestieren und sie irgendwie ins Schlafzimmer locken, doch andererseits befürchtete ich, dass ihre Lust dann wie eine Seifenblase zerplatzen würde. Ich durfte sie ja nicht mal anfassen! Paula kümmerte sich nicht um mein irritiertes Zögern, sondern zog mir die Jeans herunter und fuhr mit einer Hand in mein Höschen. Gerade als ich dachte, da bin ich ja mal gespannt, wie das funktionieren soll, spürte ich, wie nass ich war, dass ich zitterte und kaum abwarten konnte, dass die kreisenden, drängenden

Bewegungen ihrer Finger stärker und schneller wurden. Paula schob mein Höschen herunter und drängte sich zwischen meine Beine. Ich rutschte mit dem Po halb auf die Fensterbank. Wenn von gegenüber jetzt jemand auf die Idee kommt, zu mir herüberzusehen, hat er oder sie einiges in der Nachbarschaft zu erzählen. Ich lachte laut auf. Aber nur kurz. Zwei, drei Finger bewegte sie in mir. Schnell, langsam, sanft, heftig. Ihr Blick hielt mich fest. Es könnte funktionieren, dachte ich, und keine drei Sekunden später krallte ich die Fingernägel in ihre Oberarme. Gut, dass sie nicht ausgezogen ist, fuhr es mir durch den Kopf, sonst hätte sie jetzt tiefe Kratzer in der Haut, und ich hörte mich laut stöhnen. Paula lachte leise, zog mich sanft in ihre Arme und schaukelte mich, bis sich mein Atem beruhigt hatte.

Dass mir etwas fehlte, sagte ich nicht. Sie wusste es, und es war uns beiden klar, dass wir nicht alles auf einmal erwarten durften.

Paulas Tagebuch

Ich glaube, es hat ihr gefallen. Plötzlich, noch mitten in der Diskussion um Weihnachten war er da – der Wunsch, sie zu verführen, aus der Fassung zu bringen, ihre Erregung zu sehen, zu spüren und ihre Feuchtigkeit in meine Haut einziehen zu lassen. Sie war perplex, hilflos, aufgewühlt, und sie hat es geschehen lassen. Sie ist sehr mutig. Ich habe mich nicht ausgezogen. Keine Nacktheit, keine Nähe. Aber mir war warm und wohlig. Es knisterte, und in der Nacht habe ich von ihr geträumt. Von wildem, schweißtreibendem Sex.

Sex verbraucht Kalorien. Ob sie schockiert wäre, wenn sie wüsste, dass mich ein solcher Gedanke beschäftigt?

Ich habe noch nie einem Menschen erklärt, warum ich im Essen herumstochere. Rieke kann wohl gar nicht ermessen, wie bedeutungsvoll diese Offenheit für mich ist. Ich setze mich damit freiwillig ihrer Beobachtung aus. Größer könnte meine Liebeserklärung gar nicht sein.

Sabine war wieder nicht in der Gruppe. Ich habe nach ihr gefragt. Carola sagte, dass sie in der Klinik sei.

Und was hat sie?

Irgend jemand lachte kurz und freudlos auf. Was soll sie wohl haben? – Bestimmt keine Fettleber!

Probleme mit den Nieren, sagte Carola, außerdem bahnt sich eine Lungenentzündung an. Sie hat mich gestern angerufen – ich soll Sie alle ganz herzlich grüßen. Über Besuch würde sie sich freuen. Sehr sogar.

Niemand sagte etwas. Alle waren angesprochen, doch ich hatte das Gefühl, dass Carola mich insbesondere meinte.

Es täte ihr bestimmt gut, fügte sie noch hinzu.

Ich wich ihrem Blick aus. Es gibt noch so viel zu tun vor Weihnachten, erklärte ich mir selbst, da bleibt einfach keine Zeit. Ich stellte mir vor, was Rieke zu einem solchen Einwand sagen würde. Ich wagte ja selbst nicht, ihn laut auszusprechen. Hörte sich verdammt nach Drücken an. Hatte ich mich im Krankenhaus über Besuch gefreut? Hm. Ich weiß nicht. Ja und nein. Aber Sabine ist nicht ich.

Wirres Zeug geträumt heute nacht. Bin schon um fünf Uhr aufgestanden und sitze jetzt mit meinem Tee am Schreibtisch. Es ging um Sabine. Und diesen Schokoriegel – ausgerechnet! Ab nächster Woche wird er in den Regalen liegen, und dann gibt es erst mal eine kleine Verschnaufpause für mich.

Rieke meint es wirklich ernst mit Georg und meinen Eltern. Ich kann sie nicht davon abbringen, und mir fehlt die Kraft, einfach klar und deutlich nein zu sagen. Hinzu kommt, dass ich auch gar keine Lust habe, allein zu verreisen. Wenn ich mit Kim verreist bin, habe ich mir immer etwas einfallen lassen müssen, damit sie nicht merkt, dass ich meine Waage dabei hatte. Und dieses Theater, wenn ich mich morgens wiegen wollte. Oder abends. Hat sie wirklich nie etwas gemerkt? Auch nicht, wie schwer es mir fiel, an irgendeinem Büffet zuzugreifen? Oder wusste sie schon damals, warum ich ständig an meinem Hosenbund herumgezupft, den Sitz geprüft und häufig Durchfall bekommen habe, und hat keinen Ton dazu gesagt? Nun, mir selbst fallen ja erst jetzt viele Verhaltensweisen auf. Oder besser gesagt: Ich kreise sie ein, und dann spüre ich plötzlich, dass etwas nicht stimmt. Das habe ich früher nie getan. Jetzt zähle ich die Kalorien und sage mir gleichzeitig, dass das ganz schön schräg ist. Und dann spüre ich, dass ich nicht damit aufhören kann. Das löst einen merkwürdig heftigen Schmerz aus.

Ich sehe meine Termine durch. Heute nachmittag hätte ich eine Stunde Zeit. Ich könnte ins Krankenhaus fahren.

Es ist später Abend. Ich kann nicht schlafen, obwohl ich müde und erschöpft bin. Dieses Gesicht werde ich wohl nie vergessen. Sabine liegt in einem Einzelzimmer. Weiß und klein sah sie mir aus dem breiten Bett entgegen. Große Augen. Sie blinzelte, dann erkannte sie mich.

Ich glaub's ja nicht, flüsterte sie leise, unsere forsche Asketin. Komm nur näher.

Sie hustete, und ich verbarg mein Erschrecken, indem ich mir einen Stuhl griff und mich zu ihr setzte. Eine Infusionsnadel steckte in ihrem Arm.

Wie komme ich denn zu dieser Ehre?

Carola hat erzählt, dass du dich über Besuch freuen würdest, sagte ich rasch.

Und das hat dich überzeugt?

Klar.

Sie sah mich an. Ich sehe ziemlich scheußlich aus, nicht wahr?

Na ja, sehr mitgenommen.

Sie lächelte, und die Haut über ihren Wangenknochen sah aus, als würde sie jeden Moment reißen. Hört sich sehr geschönt an, meinte sie. Sagen wir lieber, wie es wirklich ist – ich sehe beschissen aus, und ich fühle mich auch so. Und dass du dich hertraust, finde ich schon ziemlich beachtlich.

Ich sagte nichts dazu, aber mein Blick war wohl fragend.

Du willst es immer noch nicht so richtig wahrhaben, stimmt's? Ein bisschen dünn, ein bisschen verkrampft und engstirnig, aber sonst – das blühende Leben. Sie hustete wieder, und es strengte sie an, als würde sie einen steilen Berg erklimmen.

So würde ich das nicht ausdrücken, entgegnete ich.

Ach, nein? Sie sah mich an. Je eher du es kapierst, um so besser. Man muss nämlich nicht erst warten, bis man so weit ist wie ich.

Warum ist es bei dir so weit gekommen? fragte ich.

Ich habe nichts mehr außer der Beschäftigung mit dem Gewicht, mit der Krankheit. Ich gehe kaum noch aus dem Haus, es sei denn zur Therapie oder zum Arzt. Ich *bin* meine Krankheit, verstehst du? Wir halten uns aneinander fest. Wenn sie weg ist, gibt es mich auch nicht mehr und umgekehrt. Es ist zu spät, ein neues Leben zu beginnen, denn ich weiß einfach nicht wofür. Ich habe nur dieses eine. Sie sah mir ins Gesicht. Sag jetzt bitte nicht, dass es nie zu spät ist, ein neues Leben zu beginnen. Ich kann solche Platitüden nicht ausstehen.

Ich nickte.

Sei froh, dass du mir begegnet bist.

Ich nickte erneut.

Besuchst du mich wieder?

Ja.

Wirklich?

Ja, wirklich.

15

Ich war fest davon überzeugt gewesen, dass vieles, wenn nicht alles anders sein würde – hinterher. Dass ich den Einschnitt in meinem Leben deutlich wahrnehmen würde: wie einen hell blinkenden Signalstreifen zwischen dem ehemaligen, dem heterosexuellen, und dem folgenden, dem lesbischen Leben, das selbstverständlich wunderbar war: spannend, voller Zärtlichkeit, Erotik und Verständnis. Ich würde auf Wolken schweben, die gar keine Wolken waren, sondern das wahre Lebensgefühl, für das ich mich nun entschieden hatte. Warum nicht gleich so? Blau würde blauer sein, rot viel röter, mein Herz würde stürmisch pochen, mein Lachen gar nicht mehr verklingen wollen, und alle würden mich ansprechen, wie wunderbar ich doch aussähe. Als wäre ich durchdrungen von einem tiefen und nie enden wollenden Glücksgefühl und der klaren Erkenntnis, dass nun alles gut werden würde.

Natürlich war das Quatsch. Für die sehnsuchtsvolle Geliebte, die es kaum fassen konnte, dass sich aus ihrer einstigen pupertären Schwärmerei für Paula nach zwei Jahrzehnten eine Liebesgeschichte entwickelt hatte, war wenig Zeit. Mein Herz pochte zwar eine ganze Weile heftig und tat das auch immer wieder, wenn ich Paula sah, doch ansonsten hatte sich weder das Farbspektrum verändert noch mein Alltag. Ich sah auch nicht aus wie das blühende Leben, eher ein bisschen angespannt und müde, und die Sache mit der heißen Phase der hocherotischen Verliebtheit und der Zweisamkeit hatte sich in meiner Phantasie auch ein wenig anders abgespielt. Wahrscheinlich war das was für Zwanzig- oder Dreißigjährige, die sonst wenig zu tun hatten, und nichts für eine problembeladene Beziehung wie unsere. Zumindest im Moment nicht. Ja, ich war aufgewühlt, ich hatte Lust auf mehr, auf alles, doch zugleich war mir bewusst, dass es genau darum nicht ging. Nicht jetzt. Vielleicht nie.

Manchmal sehnte ich ein Stück Normalität herbei. *Lass uns ins*

Kino gehen und danach zum Chinesen oder *Hier probier mal – Apfelkuchen mit Mandeldecke* waren Sätze, die ich mir verkniff oder nur zaghaft auszusprechen wagte, während ich Paula ansah und auf ihre Reaktion wartete. Ich hatte mir einiges über ihre Krankheit angelesen und schwankte oft zwischen der besorgten Freundin, die hartnäckig und liebevoll am Ball blieb, und der zunehmend besser informierten Autodidaktin, die jedoch keinesfalls die ständige Kommentatorin und Aufpasserin geben durfte oder wollte. Mir wurde deutlich bewusst, dass Paulas Essverhalten nur ein Teil des Ganzen und dass jeder noch so kleine Schritt anerkennenswert war, dass jede Offenheit und Spontaneität, jede Abweichung von ihrem durchorganisierten Leben etwas Besonderes darstellte. Sie hatte bislang nicht zugenommen, und es war mir klar, dass sie das zur Zeit nicht tolerieren konnte. Doch ich hegte die Hoffnung, dass sie keine Tabletten mehr nahm. Und vielleicht konnten sich eines Tages auch ihre Grenzen und Maßstäbe und damit ihre Ziele verändern. Vielleicht genügte es ihr dann, schlank zu sein, damit sie sich wohl in ihrem Körper fühlte, und sie empfand es nicht länger als Stärke, ihre Bedürfnisse zu unterdrücken. Vielleicht.

Am Samstag vor dem vierten Advent ging es turbulent zu. Die Leute kauften die letzten Weihnachtsgeschenke ein und saßen zwischendurch oder anschließend mit vollen Tüten und Taschen erschöpft im Bistro, um sich bei einem Imbiss gegenseitig zu versichern, dass sie im nächsten Jahr alles ganz anders machen würden – in aller Ruhe rechtzeitig das Nötige erledigen, ohne Stress und ohne so viel Geld für Geschenke auszugeben, um dann das Fest endlich einmal als Fest der Liebe zu erfahren. Seitdem ich den Laden hatte, hörte ich Jahr für Jahr diese Gespräche, und sie amüsierten mich immer wieder. Sie waren so ähnlich wie die Beteuerungen, die in der Silvesternacht gemacht wurden. Gegen halb sechs wurde es ruhiger. Ein paar ältere Damen, die sich stadtfein gemacht hatten, genossen meine Britzer Rüblitorte, bevor sie ins Kino gingen, und ein Pärchen mit Kindern, das ausgesprochen matt wirkte und den Kampf mit seinen Sprösslingen, die unbedingt zu McDonald's wollten, wohl nur ganz knapp gewonnen hatte, waren schließlich die letzten Gäste. Ich kassierte an beiden Tischen großzügige Trinkgelder. Als die Familie aufbrach, hörte ich, wie der kleine Junge im Hinausgehen maulig erklärte, dass es bei McDonald's doch besser sei. Ich grinste. Biokuchen gegen Burger. Na ja. Und ich grinste immer noch, als die Tür wieder aufging. *Wir schließen gleich*, hatte ich schon auf den Lippen. Doch ich sprach den Satz nicht aus, und mein Grinsen gefror.

»Hallo«, sagte Britta. »Darf ich hereinkommen?«

Was willst du denn hier, konnte ich wohl schlecht fragen, obwohl es die adäquate Begrüßung gewesen wäre.

»Hallo«, gab ich zurück. »Das ist eine ziemliche Überraschung.«

Britta schloss die Tür hinter sich und kam zur Theke. Ihr Lächeln sollte wohl entwaffnend wirken, aber eigentlich war es nur unsicher, und sie blieb stehen.

»Ich hatte in der Nähe einige Besorgungen zu erledigen«, erklärte sie und wies auf die beiden großen Tüten, an denen sie offensichtlich schwer trug und die sie nun abstellte. »Und da dachte ich, ich schau mal rein ... ähm ... jetzt, so kurz vor Weihnachten ... und überhaupt.«

»Und überhaupt?« fragte ich. Ich griff nach meinem Schlüssel und ging an ihr vorbei zur Tür, um den Laden abzuschließen, wobei ich mir Zeit ließ.

»Na ja. Ich weiß, wir sind beim letzten Mal nicht gerade in harmonischer Stimmung auseinandergegangen, aber das liegt doch nun schon viele Wochen zurück und ...«

»Ja?« Ich kam langsam wieder zur Theke zurück.

Britta verdrehte die Augen. »Nun mach es mir doch nicht so schwer! Wollen wir die alten Kamellen nicht endlich begraben?«

»Und auf unsere dicke Freundschaft anstoßen? Weil doch bald

Weihnachten ist?« fragte ich und tat nichts, um den ironischen Unterton abzumildern. »Um dann rasch wieder zur Tagesordnung überzugehen? Wie sieht die denn eigentlich aus? Und was sind bitte schön alte Kamellen?«

»Puh, bist du dramatisch heute. Darf ich mich erst mal setzen?«

Ich wies mit dem Kopf auf einen Thekenhocker. »Bitte.« Dann goss ich ihr ungefragt eine Tasse Kaffee ein, aber nur weil der ohnehin übrig war, und setzte mich ihr gegenüber.

»Danke.« Sie trank einen Schluck. »Du wirkst unversöhnlich. Das kenne ich gar nicht von dir.«

»Ich glaube, du kennst so einiges nicht von mir.«

»Ich kann nur das kennen, was du mir zeigst«, erwiderte sie.

Ich runzelte die Stirn und stöhnte auf. »Du bist ja heute ganz philosophisch drauf. Das wiederum kenne ich nicht von dir.«

»Na, habe ich recht oder nicht?« Sie lächelte und bekam wieder etwas Oberwasser. »Also, ich vermute, du bist immer noch sauer wegen der Geschichte mit Paula. Weil ich sie angegiftet und die Feier verdorben habe. Liege ich soweit richtig?«

»Bingo, meine Liebe, da liegst du goldrichtig. Du hast hier in aller Gemütsruhe deinen Geburtstag gefeiert, um dann mal so ganz nebenbei Paula gehörig auf die Zehen zu steigen – wie in den guten alten Zeiten, nicht wahr? Mit dem kleinen, aber feinen Unterschied, dass wir keine Schülerinnen mehr sind und uns eigentlich auch dementsprechend benehmen sollten.«

»Und weiter?«

»Wie weiter? Reicht das nicht?«

»Das reicht, um sich aufzuregen, mir ordentlich die Meinung zu geigen und sich möglicherweise eine Weile aus dem Weg zu gehen«, stimmte Britta mir zu. »Aber reicht es auch aus, um sich überhaupt nicht mehr zu melden und alles, was sonst noch so gewesen ist, zu vergessen?«

»Was heißt denn bitte schön alles?« fragte ich und stützte die Arme auf die Theke. »Lass es mich mal so ausdrücken: Mir ist so ganz nebenbei auch noch bewusst geworden, dass unsere sogenannte Freundschaft nicht das ist, was ich will – vielleicht schon seit geraumer Zeit nicht mehr. Oder es war mir schon länger klar, ich hatte jedoch bis dahin gemeint, Rücksicht nehmen zu müssen, weil du und auch Kerstin jemanden brauchtet, die euch zuhört.«

»Kannst du konkreter werden?«

»Und ob! Ich meine all das Gequatsche – tratschen, sich beschweren, lästern, Luft ablassen, maulen, jammern, Eheprobleme, Beziehungsstress, Kinder, Nachbarn, Schwiegermutter, die erschlaffende Kinnpartie ... und so weiter und so fort. Und die liebe Rieke steht in ihrem Laden und hört sich das alles an. Gehört ja auch zu ihrem Job, nicht wahr? Sie lächelt, schenkt Kaffee aus, verteilt Kuchen und diesen oder jenen Ratschlag oder muntert mit flotten Sprüchen auf. Und ihr geht anschließend erleichtert nach Hause.«

»Im Grunde ist dir alles fürchterlich auf die Nerven gegangen?« fragte Britta. »Jedesmal?«

Ich holte tief Luft. »Nicht immer, nein, aber immer öfter.«

»Interessant.« Sie war verletzt. Meine Reaktion auf ihr überraschendes Auftauchen hatte sie sich garantiert anders vorgestellt. Wahrscheinlich hatte sie angenommen, ich würde ihr nach wenigen frostigen oder auch aufgeregten streitlustigen Minuten freudig um den Hals fallen, und alles wäre vergeben und vergessen. Sie schob ihre Tasse beiseite und schaute mich an. »Und irgendwie unfair.«

»Wie bitte?«

»Ja, unfair. All die Jahre hast du kein Sterbenswörtchen gesagt, sondern immer alles brav über dich ergehen lassen, während du dir deinen eher unfreundlichen Teil dazu gedacht hast. Findest du das in Ordnung oder gar ehrlich? Und ist das dann nicht eigentlich dein Problem, wenn du zugeschüttet wirst, und nicht meins? Kaum aber taucht Paula auf, kommen dir plötzlich diverse Geistesblitze ...«

»... worauf du dich verlassen kannst ...«

»... und plötzlich weißt du ganz genau, was du willst beziehungsweise nicht willst und findest sogar den Mut, es zu sagen. Klasse! Gratuliere! Das hast du richtig toll hingekriegt. Meisterleistung.«

Ich zuckte zusammen. Das war starker Tobak, mit dem ich nun meinerseits überhaupt nicht gerechnet hatte, und ich konnte mich des Eindrucks nicht erwehren, dass da noch mehr folgen würde.

»Genau wie damals in der Schule«, fügte Britta hinzu. Ihre Stimme war von einem Moment zum anderen ruhig, ohne Schärfe. Sie sah mir ins Gesicht. »Plötzlich war Paula da. Du hast sie förmlich angehimmelt. Kerstin und ich waren nur noch schmückendes Beiwerk, das du dir sicherheitshalber erhalten hast, weil die gute Paula nämlich unnahbar war und nicht mal eben so als Freundin gewonnen werden konnte – aber über ihre kühle Reserviertheit hast du dich natürlich nie beklagt. Was sie sagte, war für dich wie das Amen in der Kirche, selbst wenn es die banalsten Dinge waren, und wenn sie nach dem Abi nicht einfach verschwunden wäre, sondern dich endlich als beste Freundin auserwählt hätte, wären wir nur noch Luft für dich gewesen. Doch dann war sie weg, und du hast ziemlich darunter gelitten. Und warst heilfroh, dass es uns noch gab. Wie du auch heilfroh warst, auf uns zurückgreifen zu können, als du schwanger warst und als Martin endgültig die Biege gemacht hatte. Aber jetzt läuft ja alles glatt, und Paula ist wieder da. Und weißt du, was das Allerschärfste ist?« Sie nickte mir zu, als müsste ich von selbst darauf kommen, aber ich schwieg wie betäubt. »Ich war diejenige, die den Kontakt wieder hergestellt hat. Ich habe sie getroffen und auf ein Wiedersehen gedrängt. Du hast dich anfangs geziert und sie auch.«

»Ja, das stimmt. Warum hast du das getan?« Ich wusste nicht, was ich sonst darauf erwidern sollte.

»Ich war neugierig, was sonst? Ich bin bestimmt nicht davon ausgegangen, dass Paula kommt und ich gehen darf.«

»Immer hast du sie angegriffen«, sagte ich. »Dein Neid war und ist hundert Meilen gegen den Wind zu riechen und dein Wunsch, sie irgendwie zu verletzen, sie klein zu machen, ihre Erfolge in Frage zu stellen. Damals wie heute.«

»Na, rate mal, warum«, sagte Britta. »Sie hat immer alles erreicht, was sie sich vorgenommen hatte – sie ist erfolgreich, hat Karriere gemacht und ist auch noch schön, außerdem schlank, selbstbewusst, zufrieden. Und sie weiß, was sie will. Sie braucht keine Männer, nicht mal eine Beziehung, und sie hat mir meine beste Freundin ausgespannt – damals wie heute. Das tut weh.« Sie sah rasch zur Seite.

»Es ist ein bisschen anders, Britta«, erwiderte ich und schluckte den Kloß in meinem Hals herunter. Und doch hat sie nicht ganz unrecht, dachte ich. Ein wenig hat jede von uns recht.

»Na klar – ich habe mich daneben benommen und mich damit selbst um jede Form von Freundschaft gebracht und du hattest sowieso schon fünfhundert Jahre die Nase voll von mir und von Kerstin gleich mit, oder wie?«

Ich griff über die Theke nach ihren Händen. »Hör auf damit! Ich denke, wir haben uns beide nicht mit Ruhm bekleckert. Und hatten unsere Gründe dafür.«

»Mach doch einfach den Mund auf, wenn dir was nicht passt!« blaffte sie mich an und schniefte. Ihr rüder Ton war mehr ein Ablenkungsmanöver, als auf echte Grimmigkeit zurückzuführen.

»Gleichfalls«, gab ich zurück. »Schnauz doch mal deinen Mann ordentlich zusammen, statt immer alles bei mir abzulassen! Dein Kerl interessiert mich nicht die Bohne. Ich finde ihn unmöglich. Und ich finde es unmöglich, was du dir alles gefallen lässt.«

»Aha. Ich will aber nicht alleine leben.«

»Musst du ja auch nicht. Nur euer ganzer Ehemüll sollte nicht ständig bei mir landen«, betonte ich.

»Okay, verstanden. Dann spiel du aber auch nicht dauernd die Verständnisvolle. Das lädt nämlich automatisch zum Abladen ein.«

»Vielleicht liegt es daran, dass wir uns fast immer hier im Laden sehen«, überlegte ich. »Und da ist es eben meine Aufgabe, auf die Wünsche meiner Gäste einzugehen.«

Sie nickte. Ich nickte zurück. Wir schwiegen. Noch vor einer halben Stunde hätte ich Stein und Bein geschworen, dass mir Britta im Mondschein begegnen könnte oder besser gar nicht. Ich hatte gemeint, mit ihr und mit Kerstin, unserem Altweiber-Trio, abgeschlossen zu haben und dabei nichts, aber auch rein gar nichts zu vermissen. Hauptsache Paula. Und diese Einstellung hätte ich mit Zähnen und Klauen verteidigt, ohne den geringsten Zweifel aufkommen zu lassen. Von Selbstzweifel ganz zu schweigen.

»Bist du mit dem Auto hier?« fragte ich.

Sie schüttelte den Kopf.

»Magst du was trinken, was Alkoholisches, meine ich?«

»Um miteinander anzustoßen?«

»Kann ja nicht schaden«, erwiderte ich. »Ich habe einen ausgezeichneten spanischen Rotwein da.«

»Ausgezeichneter spanischer Rotwein wäre jetzt ganz nach meinem Geschmack.«

Ich war froh, dass sie die Einladung so unkompliziert annahm und holte zwei meiner besten Gläser aus dem Schrank. Der Wein schimmerte vielversprechend, und Britta nickte anerkennend, nachdem sie ihn gekostet hatte.

»Sehr gut«, sagte sie. »Da wir schon beim Thema sind – wie geht es denn Paula, hast du noch Kontakt zu ihr oder hat sie sich wieder dünne gemacht?«

Mit dieser Frage hatte ich gerechnet – sie war mir unangenehm, und ich wollte sie so beiläufig und so ehrlich wie möglich beantworten.

»Wir sehen uns regelmäßig«, antwortete ich schließlich und biss mir auf die Unterlippe, obwohl ich noch eine Sekunde zuvor beschlossen hatte, gerade jetzt keine Miene zu verziehen.

Britta musterte mich. »Sie gibt also nicht mehr die Unnahbare? Wie schön. Warum guckst du dann so komisch?«

»Komisch?« fragte ich zurück, um Zeit zu gewinnen.

Britta winkte ab. »Ist ja auch egal. Wenn du Lust hast, grüß sie mal. Es tut mir leid, wie alles gekommen ist. Ich würde sie sogar selbst anrufen, wenn ich das Gefühl hätte, es wäre ihr wichtig.« Sie stand plötzlich auf, leerte ihr Glas und schob es mir zu. »Danke. Ich muss los, zu Hause warten sie schon auf mich. Bis bald hoffentlich. Ich rufe vorher an, wenn ich vorhabe, auf einen Sprung vorbeizukommen, und wenn du Lust hast, kannst du dich ja auch melden.«

Sie lächelte etwas schief und griff nach ihren Tüten. Ich folgte ihr zur Tür und nahm den Schlüssel zur Hand. Sie drehte sich noch einmal zu mir um, als sie draußen stand.

Ich gab mir einen Ruck. »Hör mal, Britta«, sagte ich und machte eine kleine Pause. »Weißt du, mit Paula, das ist etwas anderes. Etwas ganz anderes.«

Sie nickte. »Das überrascht mich nicht. Aber ich finde es schön, dass du es sagst.«

»Kannst du es für dich behalten?«

»Ich hoffe nicht, dass du daran zweifelst, aber um es deutlich zu formulieren: Ich verspreche dir, dass ich den Mund halten werde, okay?«

»Okay«, erwiderte ich und war ziemlich verlegen.

Sie wandte sich zum Gehen. Dann blieb sie noch einmal stehen. »Damals auch schon?«

»Damals fing es für mich an.«

Sie schüttelte den Kopf. »Verrückt.«

Paula und ich waren gegen Mittag mit Georg verabredet, und ich holte sie in Zehlendorf ab. Sicher ist sicher, hatte ich mir gedacht, doch meine Zweifel hätte ich mir sparen können. Paula wartete schon auf der Straße, und obgleich ihre Miene nicht unbedingt grenzenlose Begeisterung widerspiegelte, so machte sie einen durchaus gelösten Eindruck. Kaum war sie eingestiegen und angeschnallt, erzählte ich ihr von Brittas Besuch.

»Es hätte mich auch gewundert, wenn da gar nichts mehr passiert wäre«, sagte sie, als ich geendet hatte.

»Tatsächlich?«

»Nun, schließlich wart ihr die ganzen Jahre befreundet.«

Ich schluckte. »Ja, so ähnlich hat sie das auch ausgedrückt. Wie es scheint, habe ich da einiges unterschätzt.«

»Was hast du unterschätzt?«

»Ihr scheint die Freundschaft wichtiger zu sein, als ich angenommen hatte.«

»Und dir?«

»Gute Frage. Ich denke – mir auch.«

Ich spürte ihren Blick, während ich konzentriert auf die Straße sah, obwohl nicht allzuviel Verkehr herrschte. »Ich habe ihr gesagt, dass es zwischen uns anders ist«, erklärte ich. »Damit sie mich besser versteht. Ich hoffe, das ist dir recht.«

»Ich habe kein Problem damit.«

Ich blickte sie an. »Es sei denn, es geht um deine Eltern.«

»Das ist in der Tat etwas anderes.«

Den Rest der Fahrt schwiegen wir. Als wir vor Georgs Haus hielten, nahm Paula meine Hand. »Wenn ich nicht mehr bleiben will, darfst du mich nicht drängen, okay?«

»Okay, versprochen.«

Georg hatte sogar aufgeräumt. Sowohl der Flur als auch die Küche wirkten größer und heller. Die Zeitungsstapel und Klamottenhaufen waren verschwunden, und es sah aus, als hätte er die Fenster und den Herd geputzt. Dennoch wunderte es mich nicht, dass Paula zusammenzuckte, als wir eintraten. Sie bemühte sich, ihre Verblüffung zu verbergen, doch im Vergleich zu ihrer Wohnung sah es hier aus wie in einem Ramschladen, in dem schon dreißig Jahre niemand mehr Ordnung gemacht hatte, und Paula liebte nun mal die Ordnung. Oder besser gesagt: sie brauchte sie.

»Ich habe drei Rezepte herausgesucht, die wir unbedingt ausprobieren müssen«, erklärte Georg, kaum dass wir in der Küche vor dampfenden Kaffeetassen saßen, und er wirkte überaus vergnügt. »Eines mit sehr viel Nüssen, eines nach Pfefferkuchenart und ein drittes, das zur Hälfte aus Butter besteht.«

»Hört sich verführerisch an«, erwiderte ich und konnte mir einen Blick zur Seite nicht verkneifen. Paula lächelte etwas gequält. Auf das Butterrezept war sie garantiert besonders gespannt!

Wir tranken einen Kaffee, räumten nebenbei den Tisch frei und stellten die Zutaten und Utensilien bereit. Georg hatte bereits zwei Bleche, Formen, Schüsseln, Eier und Milch auf die Arbeitsplatte gestellt. Ich hatte Mehl, Nüsse, diverse Gewürze, Zucker und Butter mitgebracht. Georg studierte seinen Zettel mit den Rezepten, wog die ersten Zutaten ab und füllte abwechselnd zwei Schüsseln damit – eine stellte er vor mich hin, eine vor Paula. Wenn man ihn beobachtete, konnte man den Eindruck gewinnen, dass er ständig mit Paula und mir in seiner Küche hantierte.

»Ihr könnt schon mal loslegen«, sagte er. »Mehl und Gewürze kommen gleich nach.«

»Wie loslegen?« fragte Paula.

»Rühren – kneten – vermischen.«

Ich schob die Ärmel meines Pullovers nach oben.

»Aha. Und wo ist der Mixer?« fragte Paula und warf einen Blick in die Runde.

»So was hab ich nicht.« Georg stippte einen Finger in die flüssige Schokolade, die auf dem Herd vor sich hin blubberte, und probierte sie.

Paula sah zu mir herüber. Ich verrührte Eier, Butter und Zucker mit einem Holzlöffel. Sie zuckte mit den Achseln und nahm sich einen Schneebesen. Spätestens wenn das Mehl hinzukam, würde der ihr nicht mehr allzu gute Dienste erweisen, überlegte ich, und ich war gespannt, wie sie das Problem lösen würde.

»Schaumig, das muss ganz schaumig und blasig aussehen und köstlich riechen«, sagte Georg und kontrollierte unseren Teig. »Da sind noch Butterstückchen«, er zeigte in Paulas Schüssel. »Die musst du noch glattrühren.« Seitdem wir in seinem Haus waren, duzte er Paula.

»Der Chefbäcker hat gesprochen«, erwiderte Paula und rührte weiter.

Sie schien mir ein wenig zwiespältig, was Georgs penible Art anging. Auf der einen Seite amüsierte oder nervte es sie, wie eigen er war und wie klar er den Ton angab, auf der anderen Seite konnte gerade sie gut nachvollziehen, dass er auf die Einhaltung selbst kleinster Details so viel Gewicht legte. Einige Minuten später gab Georg Mehl in unsere Schüsseln. Ich rührte es langsam unter, gab noch ein wenig Milch hinzu, bis der Teig immer schwerer wurde. Paula beobachtete mich. Sie runzelte die Stirn, als ich den Löffel beiseite legte. Dann versenkte ich meine Hände in den Teig und begann ihn zu kneten.

»Es geht am allerbesten so«, sagte ich. »Ein normaler Handmixer würde jetzt sowieso den Geist aufgeben.«

Sie starrte in ihre Schüssel, und ein Fremder, der ihr zusähe und nicht wüsste, was wir hier taten, hätte durchaus vermuten können, dass Paula seltsame bis wunderliche oder gar eklige Tierchen ins Visier nahm. Doch dann tat sie es mir gleich und begann den Teig mit steifen Armen und leicht erhobenem Kinn zu vermengen. Georg tat, als bemerke er ihre Haltung nicht. Er warf mir einen kurzen Blick zu, zwinkerte und suchte dann nach einer Zigarre. Anscheinend hatte er wirklich aufgeräumt, denn er brauchte geschlagene zehn Minuten, um sich daran zu erinnern, wo er sein Rauchzeug untergebracht hatte. Schließlich paffte er vor sich hin, während wir den Teig ausrollten und die ersten Plätzchen ausstachen. Der Ofen bollerte auf Hochtouren, und es wurde so warm, dass selbst Paula schwitzte. Ihre Wangen röteten sich, und sie atmete schnuppernd ein, als das erste Blech in der Röhre war und der buttrige Geruch durch die Küche zu strömen begann. Georg stellte Schokolodenguss, bunten Dekorierzucker und Krokantstreusel auf den Tisch, und wir verzierten abwechselnd die Plätzchen und stachen neue für das nächste Blech aus. Mir stand der Schweiß auf der Stirn, meine Hände waren knallrot, voller Teig- und Schokoladenreste, und ich fühlte mich leicht und froh.

»Wisst ihr, was in den Lebensregeln des Dalai Lama steht?« fragte Georg, und erst als seine Stimme erklang, wurde mir bewusst, dass wir alle schon seit geraumer Zeit nicht mehr gesprochen hatten, sondern gänzlich in unsere Arbeit vertieft gewesen waren. Er sah uns an.

»Du liest – und dann gleich auch noch den Dalai Lama?« hielt ich ihm halb ehrlich verblüfft, halb ironisch entgegen.

»Du weißt offensichtlich nicht allzuviel von mir«, konterte er fröhlich.

»Okay, der Punkt geht an dich. Also, was steht denn da nun?«

»Er sagt: ›Widme dich der Liebe und dem Kochen mit wagemutiger Sorglosigkeit.‹ Finde ich schön. Und klug.«

»Wagemutige Sorglosigkeit«, wiederholte ich nachdenklich. Dann fing ich an zu lachen. »Wenn ich daran denke, welch abenteuerliche Gewürzmischungen du mir schon vor die Nase gesetzt hast, scheint mir der Begriff Wagemut durchaus berechtigt, von Sorglosigkeit ganz zu schweigen!«

Georg warf ein Handtuch nach mir. Und er lachte auch. Paula lächelte. Später verteilten wir die Plätzchen auf drei große Dosen, die mit kitschigen Weihnachtsmotiven beklebt waren, und probierten alle Sorten durch. Paula aß zwei, und ich war sicher, dass sie ihr schmeckten. Als wir die Küche aufräumten, fragte ich mich plötzlich, warum ich anfing, mitzuzählen, was Paula aß.

Als alles getan war, neigte der Nachmittag sich bereits dem Ende zu, und wir machten uns auf den Weg. Paula lächelte, als Georg ihr versicherte, er würde sich freuen, sie wiederzusehen. Das war keine Floskel, sondern ein Kompliment. Wir stiegen müde ins Auto, und ich war davon überzeugt, dass uns eine Wolke von Vanillezucker und fettem Schokoladenguss umgab, die noch wochenlang in den Polstern meines Autos hängen würde. Ich fuhr gemächlich in Richtung Zehlendorf. Meine Wangen kühlten allmählich ab. Paula war in sich gekehrt.

»Ich hoffe, es hat dir gefallen«, sagte ich, als ich vor ihrem Haus hielt.

»Ich habe meinen Entschluss nicht bereut«, erwiderte sie. »Als ich das letzte Mal Plätzchen gebacken habe, war ich noch ein Kind.« Sie wandte mir das Gesicht zu. »Bist du sauer, wenn ich jetzt allein sein möchte?«

»Sauer ist das falsche Wort.«

Sie nickte. »Verstehe.« Sie gab mir einen Kuss auf den Mund und öffnete die Tür. »Lass uns morgen telefonieren, ja?«

Ich sah ihr nach, wie sie mit ihrer Plätzchendose durch den Vorgarten ging und noch einmal winkte, bevor sie im Haus verschwand. Wieder sah ich einen von diesen Samstagabenden vor mir, der unweigerlich auf der Couch enden würde – mit Wein, Fernsehen und zwei bis drei Runden Trübsal. Den Salat, den ich schon vorbereitet hatte – für uns beide, versteht sich, konnte ich jetzt allein vertilgen. Wenigstens würde ich mir nun ein anständiges Dressing gönnen – mit Sauerrahm und Knoblauch. Ich startete den Wagen und fuhr los. Wie hatte Britta so schön gesagt: *Spiel nicht dauernd die Verständnisvolle!* Aber wo war die Grenze zwischen übertriebener Duldsamkeit, mit der ich mich selbst unnötig beschränkte, und der angemessenen Portion Verständnis für außergewöhnliche Situationen? Und hielt ich mich wirklich zurück, um Paula den nötigen Freiraum zu geben, den sie gerade jetzt brauchte, oder erhoffte ich mir später die entsprechende Belohnung für mein grandioses Verhalten? Was war eigentlich, wenn es gar keine Zukunft gab, sondern durchgängig eine Gegenwart, die mich anstrengte, vielleicht überforderte und selten zufriedenstellte? Würde ich ständig warten oder irgendwann aufgeben? Und was genau wünschte ich mir eigentlich?

Paulas Tagebuch

Ich bin sofort unter die Dusche gegangen. Dieser intensive Buttergeruch ist nur schwer zu ertragen. Eigentümlich wie schwer, obwohl die Plätzchen lecker waren. Es ist schwierig, den Tag zu beschreiben. Georg – ein Kauz. Ein kluger Kauz. Mir ist noch nie ein Mann wie er begegnet. Diese Hingabe beim Probieren der Schokoladensoße. Sein ganzer Körper scheint das Aroma aufzunehmen. Als würde er es einatmen. Jede Wette, dass der Spruch vom Dalai Lama für mich war! Wagemutige Sorglosigkeit beim Kochen und in der Liebe. Dann habe ich noch einen weiten Weg vor mir. Obwohl: Wenn Backen auch zum Kochen zählt, war ich heute ziemlich wagemutig. Mit den Händen den Teig zu kneten – Ei an den Händen, Zucker unter den Nägeln, Butter, die in die Haut einzieht – hätte ich mir noch am Tag zuvor nicht ausmalen können. Ich musste Ekel überwinden, aber als er hinter mir lag, wurde es von Minute zu Minute besser. Ich stellte mir vor, am Meer zu sitzen und im Sand zu wühlen. Der Kleine und ich haben das immer gemacht. Stundenlang schaufelten wir Sand in unsere Eimer, schleppten ihn über den Strand und kippten ihn dann an einer zuvor sorgfältig ausgesuchten Stelle auf einen Haufen. Dann wurde Wasser geschleppt und Matschepampe gemacht. Unsere Hände waren schwarz, kalt, glitschig. Wir formten kleine Kugeln und bewarfen uns damit. Wenn Vater kam, mussten wir uns waschen. Dann wurde gebaut – richtig gebaut, nicht gemanscht. Krokodile, die verblüffend echt aussahen, oder berühmte Bauwerke. Leute, die vorübergingen, erkannten den Petersdom. Vater machte das ganz toll. Der Kleine und ich staunten, wie genau er arbeitete, die Türmchen ausformte, jede noch so kleine Treppe liebevoll gestaltete und nicht eher ruhte, bis sie genau seiner Vorstellung entsprach. Dann kam die Flut. Ich setzte mich neben den Dom, der langsam zerfloss, und sah auf die Wellen, die alles zunichte machten. Ich verstand die Welt nicht mehr. Am nächsten Tag baute Vater eine Meerjungfrau – ganz oben am Strand, wo die Flut nicht hinkam. Wo doch gerade sie ins Wasser gehörte. Als wir nach dem Mittagessen an den Strand zurückkehrten, war die Meerjungfrau zertrampelt. Dann doch lieber die Flut.

Ich habe bis jetzt der Versuchung widerstanden, auf die Waage zu gehen. Immer wenn ich schon fast einen Fuß darauf gesetzt habe, denke ich an Sabine. Am zweiten Weihnachtstag werde ich sie besuchen.

Heiligabend bei den Eltern – mit Rieke. Ich kann immer noch nicht glauben, dass ich mich darauf eingelassen habe. Mama hat nur kurz gestutzt, als ich ihr ankündigte, dass ich eine Freundin mitbringen wollte. Am Nachmittag ist Rieke mit ihrer Tochter bei ihren Eltern.

16

Glücklicherweise waren meine Eltern bei Ulla und Karl zum Gänsebratenessen eingeladen, so dass Tamara und ich mit unseren Ankündigungen, nur Zeit für einen Kurzbesuch zu haben, gar nicht mal so ungelegen kamen. Wir trafen uns zum Kaffee unter einem bescheidenen Weihnachtsbaum, wobei ich die Plätzchen spendierte, die noch von der Backaktion mit Georg übrig waren. Die üblichen kleinen Päckchen wurden verteilt und ausgepackt, und gut eine Stunde später schlüpften meine Tochter und ich schon wieder in unsere Jacken. Tamara wurde von ihrem Freund erwartet und hatte es sehr eilig. Ich legte das dreiundzwanzigste Frotteehandtücherset – Duschtuch, Handtuch, Gäste-Handtuch, Waschlappen – nebst Seifendöschen und Eau de Toilette, was man nach den Worten meiner Mutter ja immer gebrauchen konnte, auf den Rücksitz. Ich überlegte mir, dass es allmählich höchste Zeit war, meine Mutter darauf hinzuweisen, dass ich kaum noch Stauraum hatte für all die Handtücher, die sie stets verschenkte, und immer noch keinerlei Gedanken an die Gründung einer Großfamilie hegte. Mütter dieser Generation verschenken mit Vorliebe Handtücher, hatte Britta vor geraumer Zeit mal gesagt, und wir waren uns beide darin einig, dass der weibliche Familienbildungs- und Erhaltungstrieb die treibende Kraft für derlei Zuwendungen war. Ich hatte Tamara zwei CDs, ein Buch über Mexiko, Geld für eine neue Winterjacke und ein Fresskörbchen geschenkt, mit dem sie locker zwei Wochen überbrücken konnte. Niemals würde ich ihr Handtücher schenken, von Waschlappen ganz zu schweigen. Ich hatte als Kind immer zwei – einen für obenrum in lila-blau, einen für untenrum in lila-braun. Ob der Farbauswahl irgendeine tiefere Bedeutung zukam, mochte ich in diesem Moment nicht weiter vertiefen.

Mir blieben noch zwei Stunden Zeit, bevor ich zu Paula aufbrechen musste. Ich legte eine CD mit Gospels ein und stellte mich vor meinen Kleiderschrank, um zu entscheiden, was ich am Abend tragen würde. Schließlich entschied ich mich für eine braune Hose, den blau-braunen Blazer und meinen blauen Cashmerepullover. Nicht zu festlich, hatte Paula gesagt. Das dürfte es dann wohl treffen. Ich hatte für ihren Vater ein Buch über Bergsteigen besorgt, für das er sich seit Jahrzehnten interessierte, und für Paulas Mutter schien mir ein Liebesroman vor historischem Hintergrund die geeignete Lektüre. Außerdem würde ich selbstgemachte Pralinen mitbringen. Ich stellte die Musik ab und schaltete den Fernseher ein. Irgendeine Schnulze flimmerte über den Bildschirm, und ich seufzte leise. Ich hatte schon lange nicht mehr versucht, die Zeit totzuschlagen. Eigentlich ist sie dafür auch viel zu schade, dachte ich und griff zum Telefon, um Paula anzurufen.

»Hallo, ich liege auf dem Sofa vor dem Fernseher, warte darauf, dass *White Christmas* erklingt und langweile mich fürchterlich«, erklärte ich ohne große Einleitung. »Was hältst du davon, wenn ich jetzt schon komme?«

»Ich bin gerade aus der Dusche gestiegen«, sagte Paula eilig.

»Das ist ja kein Gegenargument.«

»Ich brauche noch ein bisschen Zeit, um mich in Ruhe zurechtzumachen.«

»Was spricht dagegen, dass ich trotzdem schon komme und nicht erst in einer Stunde? Ich werde dich auch garantiert nicht stören.«

Mir war klar, dass ich aufdringlich wirkte – jedenfalls auf Paula –, und erst recht mit diesem zwitschernden Unterton. Es war taktisch nicht gerade der günstigste Zeitpunkt, ihr mit Beschwerden oder Forderungen zu kommen, aber nun war es ohnehin zu spät. Und ihre Antwort interessierte mich brennend.

»Was spricht dagegen, dich noch eine weitere Stunde auf dem Sofa zu langweilen oder ein anderes Programm einzuschalten?« gab sie zurück.

»Warum?« fragte ich nach einer längeren Pause, in der ich zu meiner eigenen Verblüffung von einem Augenblick zum nächsten Mühe hatte, die Tränen zurückzuhalten. »Warum bist du so ... unnahbar?«

»Vielleicht weil Weihnachten ist, wir zu meinen Eltern gehen ...«

»Du warst es vorher auch schon. Eigentlich kenne ich dich gar nicht anders.«

»Worüber wunderst du dich dann? Ich bin wohl so. Nähe ist schwer für mich ...

»Ich hatte gehofft ...«

»Es wird leichter, Rieke.«

»Davon merke ich nichts.«

»Nun redest du Quatsch.« Und einen Moment später: »Ich vertraue niemandem mehr als dir.«

»Okay, in einer Stunde.« Ich legte auf und wischte mir die Tränen ab. Das silberne Armband, das ich Paula schenken wollte, musste noch eingepackt werden.

Paulas Eltern waren vor einigen Jahren von Lankwitz nach Lichtenrade gezogen, wo sie sich von ihrer Lebensversicherung ein kleines Häuschen gekauft hatten. Mitten im Grünen, mit Garten und ausgebautem Dachboden, Jägerzaun und »Achtung, scharfer Hund paßt auf!«-Schild, obwohl es weder einen scharfen noch überhaupt einen Hund gab. Gleichmäßig geschnittene Buchsbäumchen schotteten das Grundstück ab. Zwei Lichterketten waren über dem Eingang angebracht, und in einem der Fenster blinkten bunte Kerzen. Paula stellte den Motor ab. Am liebsten hätte ich sie geküsst und so lange in den Arm genommen, bis ihr bleiches Gesicht sich gerötet hätte und ihre Hände warm wären. Und ein Lachen wollte ich sehen – zumindest aber ein Lächeln.

Die Eingangstür wurde geöffnet, als wir unsere Sachen vom Rücksitz fischten. Ein hochgewachsener Mann kam grüßend auf uns zu.

»Bleib im Warmen, Papa«, sagte Paula. »Wir sind gleich da.«

Doch er ließ es sich nicht nehmen, zu uns zu treten, sich mir vorzustellen, ein frohes Fest zu wünschen und uns zu fragen, ob er uns etwas abnehmen könnte. Seine Händedruck war fest, und als wir ins Licht traten, sah ich, dass er Paulas Augen hatte, nur heller. Ein Armin-Mueller-Stahl-Typ. Energische Stimme. Konrad Maybach sah aus wie ein Mann, der sich zu den meisten Dingen des Lebens nach reiflicher Überlegung eine Meinung gebildet hatte, von der er nur ungern abwich. Als wir in den Flur traten, kam Paulas Mutter gerade aus der Küche. Luise Maybach war eine zarte Frau mit scheuem Lächeln, kleinen braunen Augen und einem freudlosen faltigen Mund. Sie musterte mich, bevor sie mir die Hand gab. Ganz geheuer war es ihr wohl nicht, dass ihre Tochter, wenn sie sich denn schon mal zu Weihnachten blicken ließ, eine Freundin mitbrachte. Wahrscheinlich fiel das auch unter den Begriff neumodischer Kram. Fast war ich versucht, ihr zu erklären, dass sowohl meine Eltern als auch meine Tochter den Heiligen Abend auswärts verbringen würden, und ich hätte wetten mögen, dass mir damit ihr Mitgefühl sicher gewesen wäre.

Luise Maybach verschwand unter leisem entschuldigendem Gemurmel wieder in der Küche, und wir gingen ins Wohnzimmer, das zur Hälfte aus einer Essecke und zur andere Hälfte aus der klassischen Wohnzimmeranbauwand bestand – schwere, dunkle Möbel aus Eiche, dazu ein dicker Berberteppich und ein Marmortisch, auf dem eine Schale mit Nüssen und Obst stand. Daneben die Fernsehzeitschrift und die Fernbedienung. Vor der Terrassentür stand ein rot-grün geschmücktes Bäumchen, dahinter war der Henkel eines Wassereimers zu erkennen – man konnte ja nie wissen. Paulas Vater bot uns einen Sherry an, während ihre Mutter in die Essecke trat und den Kartoffelsalat und die Würstchenplatte auftrug.

»Ich hoffe, Sie mögen es so klassisch einfach«, sagte sie an mich gewandt und wischte sich mit fahrigen Bewegungen die Hände an ihrer Schürze ab, bevor sie sie ablegte.

»Aber ja«, sagte ich. »Es muss ja nicht immer Gänsebraten sein.« Nein, keineswegs, fügte ich in Gedanken hinzu, doch ausgerechnet Kartoffelsalat gehörte zu den Speisen, die ich gern mied.

»Gut, dann schlage ich vor, dass wir jetzt essen und dann die Bescherung machen«, entgegnete sie.

Jeder anderslautende Vorschlag war ohnehin im Keim erstickt, da das Essen ja bereits auf dem Tisch stand. Wir setzten uns. Herr Maybach schenkte Wein ein und hob sein Glas.

»Uns allen ein frohes Fest«, sagte er und blickte in die Runde. »Schön, dass wir Sie kennenlernen«, bemerkte er, als er mich ansah.

»Ja, das finde ich auch«, sagte ich artig. »Vielen Dank, dass Sie mich so freundlich empfangen.«

Er lächelte für einen kurzen Moment. Seitdem wir im Haus waren, schien er mir merkwürdig geschrumpft. Leiser. Kleiner. Kaum noch energisch.

»Paula bringt nie jemanden mit«, sagte Frau Maybach, als sie ihr Glas abgestellt und ihr Würstchen angeschnitten hatte. Die eilfertige Art war in dem Augenblick von ihr abgefallen, als sie sich gesetzt hatte. Als wäre sie plötzlich müde und erschöpft. »Sie kommt ja selbst kaum. Und ausgerechnet Weihnachten ...«

»Du wolltest es doch diesmal anders haben«, sagte Paula, und ich hörte, dass ihre Stimme vor Anstrengung vibrierte.

»Vier Leute am Tisch«, bemerkte die Mutter, als hätte sie den Einwand ihrer Tochter gar nicht gehört. »Das hatten wir schon ewig nicht mehr. Viele Jahre nicht mehr. Dreiundzwanzig Weihnachtsfeste, um genau zu sein.«

Paula ließ ihre Gabel sinken. Herr Maybach sah kurz mich, dann seine Frau an.

»Nicht jetzt, nicht heute«, sagte er. »Bitte.«

Frau Maybach blickte zu mir herüber. Vielleicht sitze ich auf seinem Platz, dachte ich erschrocken. Oder die Frau steht unter starken Medikamenten, und ich hätte auf Paula hören sollen. Die Luft war so dick, dass ich Mühe hatte zu atmen. Es gab nicht viele Möglichkeiten, sich hier angemessen zu verhalten. Egal, was ich sagte, es konnte falsch sein, und wenn ich schwieg, würde ich mir unter Umständen nachsagen lassen müssen, dass ich feige und einfallslos wäre.

»Es tut mir leid«, sagte ich schließlich. Das klang hölzern und banal, aber es war ehrlich gemeint.

Sie schaute kurz hoch, schnitt dann wieder ein Stück Würstchen ab und kaute freudlos darauf herum. »Schmeckt es Ihnen? Sie sind doch Köchin oder so was.«

»Ja, so ähnlich. Ich habe ein Bistro am Ku'damm.«

»Und da kochen Sie auch?«

»Kleinere Gerichte, ja. Doch in der Hauptsache geht es um Frühstück, Kuchen und Imbisse.«

»Wie haben Sie und Paula sich denn kennengelernt?« mischte sich nun Konrad Maybach ein.

»Wir waren auf derselben Schule«, entgegnete ich. »Wir haben zusammen Abitur gemacht.« Ich sah Paula an. »Dann ist Ihre Tochter nach Frankfurt gezogen.«

Frau Maybach nickte. »Fort und weg. Zack-zack.«

»Luise, bitte!«

»Was ist denn? So war es doch, oder nicht, Paula?«

»Ja, Mama, so war es. Ich bin fortgegangen. Was hätte ich auch sonst tun sollen?«

»Na, hierbleiben, etwas Anständiges studieren ...«

Paula schob ihren Teller weg. »Hör doch endlich auf damit.«

»Meine Mutter ist ganz begeistert von Paulas Karriere«, fuhr ich dazwischen. Da ich Paulas Weggang aufs Tapet gebracht hatte, war es wohl auch an mir, möglichst rasch ein anderes Thema anzuschneiden. »Sie findet es dafür ziemlich öde, dass ihre eigene Tochter als Bedienung arbeitet, auch wenn es im eigenen Bistro ist.«

»Haben Sie Geschwister?« fragte Luise Maybach.

»Nein, ich bin Einzelkind.«

Herr Maybach stand abrupt auf. »Lasst uns zum gemütlichen Teil übergehen. Ich räume eben mal ab, und dann machen wir Bescherung.«

Wenn das kein Angebot war. Hunger oder Appetit hatte ohnehin niemand mehr. Wir standen fast gleichzeitig auf und stellten die Teller zusammen. Paula sah mich an. Ich zwinkerte ihr zu. Halb so wild. Das war natürlich eine schamlose Untertreibung. Ich ging mit der Würstchenplatte in die Küche, wo Frau Maybach sie mir abnahm. Wenige Minuten später saßen wir um den Marmortisch herum, der Hausherr hatte eine CD mit stimmungsvoller Musik eingelegt und Wein eingeschenkt, die Kerzen brannten, und ich überreichte meine Päckchen. Herr Maybachs Freude über das Buch war echt, da hatte ich richtig gelegen, doch seine Frau zeigte weder an meinem noch an Paulas Geschenk – ein wunderschönes tiefblaues Teeservice – Interesse, von Freude ganz zu schweigen. Die Maybachs schenkten mir italienischen Espresso und einen Kalender mit Kochmotiven, wobei natürlich klar war, dass Paula beides besorgt hatte. Sie selbst hatte einen Gutschein für den Einkauf in einem Möbelhaus erhalten.

»Wir dachten, falls du noch was für deine Wohnung brauchst«, sagte Paulas Vater. »Irgendwas fehlt ja immer.«

»Du kannst uns dann gerne auch noch mal zum Kaffee einladen«, fügte Frau Maybach hinzu, und ihr Ton war unverkennbar spitz. »Möchte jemand Nüsse?« Sie schob den Nussknacker und die Schale in meine Richtung.

»Nein, danke, ich bin satt«, gab ich wahrheitsgemäß zurück. Hier konnte einem tatsächlich der Appetit vergehen.

»Noch ein Gläschen Wein?« Herr Maybach hielt die Flasche hoch.

Ich schüttelte den Kopf. »Vielen Dank, nein, ich habe noch.«

»Sind Sie auch so eine schlechte Esserin wie Paula?« fragte Frau Maybach. Dann lächelte sie plötzlich, zum ersten Mal an diesem Abend. »Ach nein, das wäre ja unsinnig bei Ihrem Beruf.«

»Der Beruf hat manchmal mit dem Essverhalten weniger zu tun, als man auf den ersten Blick vermuten könnte«, rutschte es mir heraus.

Paulas Vater musterte mich. »Wie meinen Sie das?«

»Ach, viele begabte Köche mögen zwar wahre Künstler sein, doch das heißt nicht unbedingt, dass sie auch große Esser sind«, entgegnete ich beiläufig.

»Warum sollte sich jemand für den Beruf des Kochs interessieren, wenn er nicht gern isst?«

»Das habe ich nicht gesagt. Was ich meine, ist, dass das Bild des beleibten Kochs, der den ganzen Tag am Herd steht, brutzelt, köchelt und genussvoll isst, was er zubereitet hat, durchaus nicht auf alle Köche oder Köchinnen zutrifft. Doch auch wenn man nicht selbst zugreifen möchte, kann man sich an einem gelungenen Brot und am Appetit der anderen erfreuen.«

»Paula macht Werbung für Süßigkeiten, die sie selbst nie essen würde«, sagte Frau Maybach. »Sie weiß gar nicht, was sie da anpreist.«

Warum spricht sie Paula eigentlich nicht direkt an? dachte ich.

»Es ist nicht mein Job, Schokolade zu essen und eine Geschmacksnote abzugeben – das ist völlig uninteressant, weil die Geschmäcker sowieso verschieden sind«, sagte Paula. »Mein Job besteht darin, ein Produkt zu vermarkten.«

Ihre Mutter winkte ab. »Jaja. Trotzdem ist die ganze Werbung nichts als Lug und Trug. Die wollen uns das Geld aus der Tasche ziehen und nichts weiter.«

»Werbung ist ein Teil der Marktwirtschaft. Punktum. Und ich mag meine Arbeit.«

»Früher wolltest du mal Anwältin werden.«

»Früher habe ich an Gerechtigkeit geglaubt.«

Frau Maybach lachte bitter auf. »Ach, du auch?«

Ihr Mann atmete tief durch. »Alle haben ihre Träume, wenn sie jung sind. Wir müssen doch nicht gerade heute ...«

»Warum nicht heute?« hielt sie dagegen. »Paula ist jetzt da. Und ihre Freundin scheint nichts dagegen zu haben, wenn wir ein wenig diskutieren, habe ich recht?«

Meine Güte, was sollte ich denn darauf antworten? »Das stünde mir gar nicht zu«, erklärte ich schließlich.

Frau Maybach legte die Hände in den Schoß und rieb die Finger aneinander, als würden sie jucken. »Wie sieht das bei Ihnen aus? Haben Sie auch mal an Gerechtigkeit geglaubt?«

»Das ist nicht leicht zu beantworten.«

»Versuchen Sie es.«

»Ich glaube schon, dass es ganz allgemein so was wie ausgleichende Gerechtigkeit gibt.«

Das war die falsche Antwort oder besser gesagt: Genau das hatte sie nicht hören wollen. Nicht heute, nicht morgen, überhaupt nicht. Ich spürte, dass Paula kurz den Atem anhielt und mit einer Hand an dem Armband zu spielen begann, das ich ihr geschenkt hatte. Ihr Vater räusperte sich und öffnete den Mund, um etwas zu sagen. Frau Maybach sah ihn rasch an und kam ihm zuvor. »Ausgleichende Gerechtigkeit – aha. Tatsächlich? Und die gibt es für jeden auf dieser Welt? Dann bin ich ja beruhigt und kann mich auf meine Zukunft freuen.«

Ihr Ton war jetzt zynisch, und mir war klar, dass ich mich auf sehr dünnem Eis bewegte. Mir brach der Schweiß aus. Dagegen war meine Mutter mit ihren Tiraden ja geradezu erholsam.

»Frau Maybach, ich möchte Ihnen auf keinen Fall zu nahe treten«, hob ich erneut an. Das stimmte sogar.

»O nein, keine Sorge. Vielleicht wissen Sie ja etwas, was mir bislang entgangen ist.« Sie beugte sich zu mir vor. Ihre Wangen waren mit hektischen roten Flecken übersät. »In anderen Familien wird heute Heiligabend gefeiert, bei Maybachs werden endlich die wesentlichen Fragen des Lebens beanwortet. Helfen Sie mir doch bitte auf die Sprünge: Wo bleibt die ausgleichende Gerechtigkeit, wenn eine Mutter ihr Kind verliert?«

Es herrschte Totenstille. Mir blieben drei Möglichkeiten: mich zu verabschieden, weil die Situation unerträglich geworden war und mich im Grunde nichts anging, einen von wortreichen Entschuldigungen begleiteten Rückzug anzutreten, womit sie – und die beiden anderen auch – wahrscheinlich jetzt rechneten. Oder aber etwas gänzlich Unerwartetes von mir zu geben. Alle schauten mich an. Frau Maybach lächelte. »Da fällt Ihnen nichts mehr zu ein, wie?«

»Doch, dazu fällt mir etwas ein.«

Paula ballte die Hände.

»Nur heraus damit.«

»Der Verlust eines Kindes ist so ziemlich das Schlimmste, was ich mir vorstellen kann«, erklärte ich leise. »Ich bin selbst Mutter, und allein der Gedanke erschüttert mich zutiefst – darin etwas Gerechtes oder Sinnvolles zu sehen, ist höchstwahrscheinlich unmöglich. Wäre ich Vater oder Schwester, erginge es mir übrigens ganz ähnlich.«

Luise Maybach ließ mich nicht aus den Augen. »Weiter. Das beantwortet die Frage nicht.«

»Das ändert aber die Ausgangslage. Sie tragen den Verlust nicht allein. Und, so banal es auch klingen mag, es geschehen meiner Ansicht nach Dinge zwischen Himmel und Erde, die wir einfach nicht verstehen können oder sollen. Oder noch nicht verstehen können. Sie geschehen trotzdem.«

»Für die Mutter ist der Verlust am schlimmsten«, sagte sie. »Mir kann niemand helfen. Am allerwenigsten irgendein Glaube, Gott oder sonstige Überzeugungen. Alles Schmu – wie in der Werbung: Sie verkaufen dir einen Haufen Illusionen, und nichts steckt dahinter.«

»Wie konnten Sie überhaupt weiterleben?«

»Gute Frage. Ich weiß es nicht. Wahrscheinlich durch mein Pflichtbewusstsein. Wer sollte die Dinge tun, die ich tue, wenn ich nicht mehr wäre?« Sie griff nach ihrem Weinglas und trank einen winzigen Schluck. Ihre Hand zitterte. »Er war ein guter Junge. Er hat es nicht verdient. Und ich auch nicht.«

»Luise, bitte beruhige dich jetzt«, sagte ihr Mann und ergriff die Hand seiner Frau.

Sie entzog sie ihm. »Scheiß Hockey.« Damit stand sie auf und ging in Richtung Küche. In der Tür drehte sie sich um. »Ich koche Tee. Möchte noch jemand?«

Niemand wollte. Paula stand auf und begann ihre Sachen zusammenzusammeln. Ich schloss mich an. Ihr Vater blieb einen Moment wie erstarrt sitzen, dann erhob er sich und half uns.

»Tut mir leid«, sagte er zu mir. »Es ist gerade an solchen Tagen besonders schwer für sie. Ich hoffe …«

»Machen Sie sich bitte keine Gedanken«, unterbrach ich ihn. »Mir war klar, dass hier kein feucht-fröhliches Fest gefeiert werden würde.«

»Feucht-fröhlich müsste ja gar nicht sein, aber ein kleines Fest wäre sehr schön … ohne all die Erinnerungen und …« Er schaute zur Terrasse hinaus. »Wissen Sie, er war mit seiner Hockeymannschaft unterwegs. Ich war immer sehr dafür, dass die Kinder viel Sport treiben.«

»Es hätte auch auf dem Weg zur Schule passieren können«, gab ich zu bedenken.

Ein kurzes Lächeln huschte über sein Gesicht. »Selbstverständlich. Ist es aber nicht. Und glauben Sie mir – ich würde mich anders fühlen, wenn es auf dem Weg zur Schule passiert wäre.«

»Ich nicht«, warf Paula ein. Sie reichte mir meinen Mantel. Es war Zeit zu gehen.

In dieser Nacht blieb ich bei ihr. Wir lagen nebeneinander im Bett, und ich hielt ihre Hand. Ich wusste nicht, ob sie still weinte oder nur in die Dunkelheit starrte, ob sie grübelte, litt oder bleich vor Wut war. Sie wollte und konnte nicht reden.

Kurz bevor ich einschlief, wandte sie mir ihr Gesicht zu. »Bereust du, dass du mitgekommen bist?«

»Nein. Es war zwischendurch sehr unangenehm, und mir wurde klar, warum du mich so eindringlich gewarnt hattest. Aber ich würde mich immer wieder so entscheiden.«

»Warum? Die beiden sind lebendig begraben, und meine Mutter hört einfach nicht auf, das Loch noch tiefer zu schaufeln.«

»Weil es um dich geht. Weil ich dich liebe.«

Ich erschrak selbst über meine Worte, doch sie waren mir einfach so über die Lippen gekommen, ohne dass ich groß darüber nachgedacht hatte.

Paula sah mich einfach an. Irgendwann strich sie mir übers Gesicht. Ich küsste ihre Fingerspitzen. Die Zeit für Lust und Leidenschaft wird auch kommen, dachte ich und fand mich sehr tapfer und vernünftig. Und voll drängender Sehnsüchte. Ich dachte an das Bild, das sie mir geschenkt hatte und das ich in meinem Schlafzimmer aufhängen würde: zwei Frauen, die in einem Café an einem winzigen Tisch einander gegenübersitzen und sich anblicken.

Paulas Tagebuch

Ohne Rieke wäre ich wahrscheinlich keine zwanzig Minuten geblieben. Das alte Spiel, nur an Heiligabend besonders dramatisch. Daran wird sich wohl nie etwas ändern. Trauerkloß, nur dass sie kein Kloß ist. Sie wird zickig und spitzfindig und verlässt sich darauf, dass man ihr ohne große Worte das Recht einräumt, alles sagen und tun zu dürfen, was ihr in den Sinn kommt – ihr als Mutter, die ihr Kind verloren hat. Unzurechnungsfähig. Seit zwei Jahrzehnten. Rieke wusste durchaus mit ihr umzugehen. Mir ist das Blut in den Adern gefroren, als sie von ausgleichender Gerechtigkeit sprach. Glaubt sie wirklich daran?

Wir haben in einem Bett geschlafen. In meinem Bett. Seite an Seite. Die erste gemeinsame Nacht. Ein Hauch von Zärtlichkeit, der nicht vergeht und mich mehr anrührt, als jede Erotik es könnte. Ob sie das wohl versteht? Ich hoffe und wünsche es so sehr.

Vorhin ist sie nach einem kleinen Frühstück gefahren. Ich bin unruhig. Fühle mich schwer. Voll. Rund. Kann nicht stillsitzen. Gehe ins Bad zur Waage und wieder zurück. Ziehe mich aus und schnell wieder an. Nur ein Mal, ein einziges Mal! fleht eine helle Stimme in mir. Ich mache auch kein Theater, wenn es mehr ist, ganz bestimmt nicht, ich verspreche es hoch und heilig. Mein Hals tut weh, weil ich unablässig die Zähne zusammenbeiße. Ich stehe nackt im Bad, ehe ich mich's versehe. Im Spiegel blicke ich in mein weißes Gesicht. Ich steige auf die Waage und wieder herunter, ohne hingeschaut zu haben. Mein Herz rast. Ich tippe die Waage an. Einige Nullen. Bedeutungslos. Ich stelle mich drauf. Zahlen voller Bedeutung. Es ist so schwer, an ihnen vorbeizuschauen. Dann sitze ich auf dem Fußboden und krame das Buch hervor. Ich trage die Zahlen ein. Langsam beruhigt sich mein Herz. Nichts ist in Ordnung, aber ich bin ruhiger.

Sie hatte nur leise auf mein Klopfen geantwortet. Auf dem Tisch am Fenster lagen Geschenke – Bücher, ein Wollpullover und dazu passende Handschuhe sowie ein dicker Schal, den Sabine sich mindestens dreimal um den Hals wickeln könnte, zwei Schokoladenweihnachtsmänner, Briefpapier. Ich legte mein Geschenk dazu.

Ich hoffe, du magst Hermann Hesse, sagte ich und versuchte, mein Erschrecken zu verbergen.

Sie sah noch schlechter aus als beim letzten Mal, und das war ja erst einige Tage her. Ihre Lippen waren so weiß, dass sie kaum zu erkennen waren.

O ja, flüsterte sie. Kannst du mir was vorlesen?

Damit hatte ich nicht gerechnet.

Sie setzte ein winziges Lächeln auf. Bitte.

Na klar, sagte ich. Kennst du *Siddharta?*

Nicht persönlich.

Ich schlug das Buch auf und fing einfach vorn an. Nach einigen Minuten sah ich zu Sabine hinüber. Sie hatte die Augen halb geschlossen und atmete regelmäßig. Ihre Gesichtszüge waren entspannt. Ich las weiter, bis ich müde wurde.

Erneut dieses winzige Lächeln von ihr. Kommst du wieder und liest mir vor? fragte sie, als ich das Buch zuschlug.

Ja. Übermorgen habe ich Zeit.

Sie sah mich an. Ich auch. Wie war denn Weihnachten bei dir?

Schwierig wie immer. Aber auch schön.

Warst du bei deinen Eltern?

Ja. Da hat sich nichts geändert.

Rede mit ihnen.

Ach, das hat alles keinen Sinn.

Doch, du musst mit ihnen reden. Keine falsche Rücksicht. Das ist ein Anfang. Sag ihnen, warum dir das Essen im Hals steckenbleibt!

Ich zuckte zusammen. Meine Mutter ...

Jetzt geht es um dich, sagte sie. Zwing deine Mutter, dir zuzuhören. Sie atmete schwer. Ich kann das nicht mehr. Mir fehlt die Kraft.

Sabine ...

Schon gut, komm wieder und lies mir vor. Sie sah mich an.

Ich nickte. Versprochen.

Als ich das Zimmer verließ, kam gerade eine Schwester vorbei. Ich habe es nicht gewagt, sie zu fragen, wie es um Sabine bestellt ist. Sie darf mir ohnehin nichts sagen, dachte ich. Zu Hause legte ich mich auf die Couch und nahm meinen eigenen *Siddharta* zur Hand. Ich kann ja schon mal ein bisschen üben, damit es schön klingt für Sabine.

Zwei Tage später fuhr ich wieder in die Klinik. Nun war mir der Weg fast schon vertraut. Ich kam von Rieke. Wir hatten einen langen Spaziergang gemacht. Kein Gehetze, hatte sie gesagt. Merkwürdig, wie langsam mir das Gehen vorkam, das kein Gehetze war. Dabei überholten wir ständig andere Spaziergänger, hatten also durchaus ein flottes Tempo drauf. Rieke lachte, als ich sie darauf ansprach.

Du rennst immer, sagte sie – Kopf leicht vorgereckt, wie zum Angriff, Hände an der Seite hochgezogen, Achtung, Marsch!

So schlimm? fragte ich.

Nicht ganz so schlimm, aber doch auffällig. Als wolltest du ständig die Schritte, die du doch noch gar nicht gemacht hast, überholen.

Wie absurd, sagte ich.

Eben, erwiderte sie und lachte wieder.

Ich nahm ihre Hand und erkundigte mich nach Georg, was sie offenkundig freute – beides.

Fährst du mal wieder mit mir hin? fragte sie.

Doch, ja. Aber beim nächsten Mal kein Plätzchenbacken.

Nö, sagte sie, wir können ja was kochen, worauf hast du Lust?

Auf dich, sagte ich und war selbst erstaunt.

Rieke wurde rot. Ich küsste sie, und sie schmeckte nach Zimt. Ihre Zunge war sanft, und ich stellte mir vor, wie sie ihre Hüften an mich drängen würde.

Ich nahm den Treppenaufgang. Georg würde Sabine gefallen, dachte ich. Ganz bestimmt. Ihr hättet euch einiges zu sagen. Ich drückte das Buch an mich, klopfte und beugte mich vor, um auf ihr leises Herein zu horchen. Es blieb still. Ich klopfte noch einmal. Vielleicht schlief sie. Als sich nach dem dritten Klopfen auch nichts tat, öffnete ich dennoch leise die Tür. Das Bett war leer. Ich stutzte. Vielleicht war sie verlegt worden oder bei einer Untersuchung. Ich drehte mich um und ging ins Schwesternzimmer. Eine Ärztin saß am Schreibtisch und legte gerade den Telefonhörer auf. *Dr. Marie Teichner* stand auf ihrem Namensschild. Sie war ungefähr in meinem Alter. Ihre Hände waren so zart, wie ich sie mir bei einer Ballettänzerin vorstellte. Kann ich Ihnen helfen? fragte sie im Aufstehen und lächelte freundlich.

Ich möchte Sabine Hausmann besuchen, aber sie ist nicht in ihrem Zimmer. Wissen Sie vielleicht, ob sie bei einer Untersuchung ist oder verlegt wurde?

Dr. Teichner sah mich an. Sind Sie eine Freundin?

Ich glaube schon. Seit kurzem jedenfalls, aber manchmal spielt die Zeit keine Rolle, fügte ich in Gedanken hinzu.

Die Ärztin zeigte auf einen Stuhl. Möchten Sie sich einen Moment setzen?

Nein, das wollte ich nicht, warum auch? Ich blieb stocksteif stehen. Ist es schlimm? fragte ich. So schlimm, dass ich mich setzen soll?

Sabine Hausmann ist heute morgen gestorben.

Gestorben, wiederholte ich.

Sie wissen, dass sie sehr krank war?

Hatte sie gar keine Chance? Irgendein Mechanismus ließ mich diese Frage stellen, ließ mich stehenbleiben, Geräusche hören und zuordnen, atmen.

Ihr Körper hatte keinerlei Widerstandskraft mehr, antwortete die Ärztin. Und sie hatte sich aufgegeben. Wollen Sie sich nicht doch setzen?

Ich schüttelte den Kopf. Ich habe die Textstelle, die ich heute lesen wollte, geübt, fuhr es mir bizarrerweise durch den Kopf. Vielleicht sagte ich es auch laut. Es hätte ihr bestimmt gefallen. Ich nickte Dr. Teichner zu und trat auf den Flur. Sie rief mir noch etwas hinterher, aber ich hörte es nicht mehr und ging einfach weiter. Zu spät. Zeit spielt doch eine Rolle. Wenn man am Verhungern ist, spielt Zeit eine große Rolle. Wenn man tot ist, spielt Zeit gar keine Rolle mehr. Nur noch für die Zurückgebliebenen, die Angehörigen, die Liebenden, Freundinnen, Freunde. Vor zwei Tagen um diese Zeit saß ich an deinem Bett und habe dir vorgelesen. Du hast es genossen. Glaube ich. Du warst mir ganz nah und vertraut. Es gab nichts mehr zu verbergen vor dir. Sei froh, dass du mir begegnet bist, hast du mal gesagt. Nun dieser leise Abschied. Das erste Mal seit Jahren gebe ich dem aufgestauten Druck nach und weine. Mein Gesicht verzieht sich. Ein fremdes Gefühl.

17

Ich hatte den Kater aus dem Tierheim geholt und war ganz aufgeregt, was Georg dazu sagen würde. Die Idee war mir gekommen, als ich in der Zeitung von dem neuen Tierheim gelesen hatte. Ich hoffte sehr, dass Georg nicht noch zu sehr an Rufus hing oder mit dem Thema abgeschlossen hatte und ein Nachfolger keine Chance haben würde. Der kleine Stubentiger, den ich ausgesucht hatte, war knapp drei Monate alt und hatte ziemliche Ähnlichkeit mit einem Waschbären. Er maunzte kläglich, als ich ihn in einem Karton im Wagen verstaute. Ich ließ den Motor an und wollte losfahren, um ihn schnell in sein neues Zuhause zu bringen. Beim Blick in den Seitenspiegel sah ich plötzlich Paulas Wagen hinter mir auftauchen. Sie hupte und parkte ein. Ich stellte den Motor wieder ab und stieg rasch aus.

»Hallo, das ist ja eine Überraschung!« rief ich. »Gerade habe ich dir auf den Anrufbeantworter gesprochen. Ich bin auf dem Weg zu Georg, um ihm ein Kätzchen zu bringen ...« Ich brach ab, als Paula vor mir stand. »Was ist denn mit dir los?«

Sie schüttelte den Kopf. »Später. Darf ich mitfahren?«

»Na klar. Steig ein.«

Der Stimmungswechsel seit unserem Frühstück am Tag zuvor war so abrupt, dass ich Mühe hatte, damit klarzukommen. Wir waren richtig ausgelassen gewesen. Nun saß sie still neben mir, und ich wusste, dass es keinen Zweck hatte, in sie zu dringen. So hielt ich einfach den Mund.

Falls Georg erstaunt war, so ließ er es sich jedenfalls nicht anmerken. Er kam uns entgegen und begrüßte Paula, als wäre sie regelmäßig Gast in seinem Haus. Während die beiden vorgingen, nahm ich behutsam den Karton vom Hintersitz und hoffte, dass der Kleine noch zwei Minuten still sein würde.

»Mögt ihr zur Abwechslung mal Tee?« fragte Georg, als wir in der Küche waren.

»Gerne«, sagte Paula, und ich schloss mich an.

»Was schleppst du denn da mit dir rum?« fragte Georg, als er den Wasserkessel aufgesetzt hatte.

Ich stellte den Karton auf dem Boden ab. »Weihnachten ist zwar vorbei, aber schau doch mal rein.«

Georg ging in die Hocke und öffnete den Deckel.

»Ich hoffe, ich habe keinen Fehler gemacht«, sagte ich und beobachtete Georg, der den Kleinen herausnahm und in seinen großen Händen barg, wo er mühelos Platz fand.

»Sieht nicht so aus«, meinte Paula. »Hier passt doch eine Katze gut her.«

»Er hatte schon mal einen Kater«, erklärte ich. »Und ... ach, erzähl selber, Georg.«

Georg saß mittlerweile im Schneidersitz auf dem Boden. Der Kater ließ sich den Hals kraulen und gab ein behagliches Schnurren von sich. Georg sah zu mir hoch, und ich wusste, dass ich keinen Fehler gemacht hatte – im Gegenteil. Er war ganz verlegen vor Freude.

»Vor einigen Jahren hat jemand aus dem Dorf meinen Kater Rufus erschossen«, erzählte er Paula bereitwillig. »Daraufhin habe ich mir den Kerl so vorgenommen, dass der anschließend ins Krankenhaus musste und ich in den Knast kam.«

Paula schluckte. »Warum erschießt jemand einen Kater?«

»In diesem Fall aus lauter Lust und Dollerei und um mir eins auszuwischen, was ihm auch gelungen ist. Darum bin ich ja auch so ausgeklinkt. Es ist sonst nicht meine Art, die Beherrschung zu verlieren und jemanden halbtot zu schlagen. Meine Reaktion hat mich selbst erschreckt.« Er räusperte sich. »Das tut sie heute noch. Und das soll wohl auch so sein.«

»Rufus hat dir viel bedeutet?«

»Das kann man wohl sagen. Er war ein Gefährte, ein richtiger Freund, und nach dem Tod meiner Frau war er besonders wichtig für mich.« Georg erhob sich mit leisem Ächzen. Er steckte sich den Kater vorn ins Hemd und goss den Tee auf. »Ich habe nicht gewusst, wie weh es tun kann, wenn man plötzlich jemanden verliert, der einem so nahe steht und ganz selbstverständlich geworden ist. Morgens hat Rufus mich geweckt, dann bekam er sein Futter, mittags hielt er sein Schläfchen hier in der Küche, abends war Spielstunde und so weiter und so fort. Und auf einmal ist der ganze Tag voller Löcher. Ich habe noch Monate später manchmal ein Schälchen Wasser in den Flur gestellt.« Er nahm Teetassen aus dem Schrank und zündete ein Teelicht an. »Meine Frau war sehr krank. Ihr Tod war unausweichlich. Das wussten wir beide, und wir konnten uns darauf vorbereiten – soweit man sich auf den Tod vorbereiten kann.«

»Indem man Abschied nimmt?« fragte Paula. Ihre Stimme klang angespannt.

Georg schenkte Tee ein und sah sie an. »Ja, ich konnte mich von ihr verabschieden und sie sich von mir.«

»Der Tod kommt häufig unerwartet – in jedem Alter.«

Georg nickte. »Heute würde ich meine Trauer, meinen Schmerz auch anders ausdrücken, da bin ich mir ziemlich sicher. Fest steht jedoch, dass man auf ihn reagieren muss, sonst verfolgt er einen ein Leben lang, wie ein Schatten.«

»Und wie kann man reagieren?«

Georg schlürfte seinen Tee. »Reden, weinen, weinen, reden ... vielleicht beten, wenn man möchte. Und dann – es mag sich banal anhören, ist es aber nicht – so gut wie möglich weitermachen mit dem Leben. Nach einer gewissen Zeit. Es kann sehr lange dauern, bis der Schmerz nachlässt.«

Ich machte mich ganz klein in der hintersten Ecke der Küchenbank. Nie hatte ich Georg so viel erzählen hören.

»Mein Bruder war vierzehn«, sagte Paula. »Und ich habe ihn mehr als alles andere auf der Welt geliebt. In meinem Elternhaus dreht sich seitdem alles nur um die Trauer meiner Mutter, um ihren Verlust. Alles andere ist zweitrangig. Nichts zählt mehr.

Seit über zweiundzwanzig Jahren. Ich betrete ihr Haus und habe das Gefühl, mein Hals schnürt sich zu.«

»Wird Zeit für ein paar offene Worte, oder?« fragte Georg. »Es lebt sich nicht gut mit zugeschnürtem Hals.«

Paula wandte plötzlich den Kopf und sah mich an. Sie zitterte. »Sabine ist gestern gestorben.« Dann blickte sie zu Georg. »Sie war magersüchtig. So wie ich.«

Es war das erste Mal, dass Paula ihre Krankheit offen eingestand. Georg schenkte uns Tee nach. Er nickte bedächtig. Eine Weile sagte niemand etwas, doch es entstand keine unangenehme Stille, eher ein Schweigen, als würde man etwas nachklingen lassen. Georgs Hemd bewegte sich plötzlich an der Stelle, wo der kleine Kater sein Unwesen zu treiben begann.

»Er braucht ein Klo und einen Namen«, stellte ich fest.

Georg kratzte sich am Kopf. »Stimmt. Im Keller hab ich wahrscheinlich irgendwo noch Rufus' Katzentoilette. Fangen wir erst mal mit dem Namen an.«

Ich machte ein paar Vorschläge, die er aber allesamt brummend verwarf. Dann sah er Paula an. »Hast du eine Idee?«

»Charly, Fritz, Barnabas?« schlug sie vor.

Georg und ich schüttelten den Kopf.

»Cäsar, Domingo, Arnold?«

»Nö.«

Wir schwiegen einen Moment. Ich rührte in meinem Tee.

»Ich hab's!« sagte Georg plötzlich. »Ich nenne ihn Juri.«

»Aha. Nicht schlecht. Wie bist du denn darauf gekommen?« fragte ich.

»Der Typ, den ich zusammengeschlagen habe, heißt so.« Er stand abrupt auf. »Und jetzt muss ich erst mal nach der Klokiste und dem Fressnapf suchen.«

Paula und ich erhoben uns ebenfalls. Georg lächelte mich an. »Danke. Du hast mir eine große Freude gemacht.« Er öffnete uns die Tür. Paula gab ihm die Hand. »Auf bald.«

»Apropos Namen – dein Bruder, wie hieß der eigentlich?« fragte Georg, bevor wir nach draußen gingen.

Paula fasste nach der Klinke. Ihre Fingerknöchel traten hervor, so fest griff sie zu. »Stephen. Ich nannte ihn immer Stevi.«

Als wir im Auto saßen und ich auf die Straße eingebogen war, lehnte Paula sich tief in den Sitz zurück. Ich sah kurz zu ihr hinüber. Ihre Augen waren geschlossen. Ich spürte, dass sie allein sein wollte und machte mir keine Hoffnungen auf einen gemeinsamen Abend. Dennoch fragte ich sie, als wir bei mir angekommen und ausgestiegen waren, ob sie über Sabine sprechen wolle. Sie schüttelte sofort den Kopf. »Im Moment nicht. Ich muss das einfach verdauen. Für mich allein verarbeiten.«

»Bist du sicher?«

»Ja. Traust du mir das nicht zu?«

Ich trat zu ihr, strich ihr über das Gesicht. »Du machst riesengroße Schritte, aber du musst nicht alles allein schaffen. Es gibt Menschen, die dich dabei unterstützen können.«

»Die habe ich doch längst gefunden.«

»Lieb, dass du das sagst, doch ich meine professionelle Hilfe.«

»Die habe ich doch auch.«

»Paula, ich wiederhole mich ungern, aber ich glaube wirklich, dass die Gruppe allein nicht ausreicht, so wichtig sie auch sein mag.«

Sie lächelte. »Ich bin sehr willensstark. Wenn ich mir was vornehme, dann ...«

»Ja, eben«, erwiderte ich. »Das ist ja der springende Punkt.«

Mein Einwand gefiel ihr nicht, aber sie schluckte ihn trotzdem. »Ich werde darüber nachdenken.«

»Ich mag diesen Satz.«

»Ich weiß. Ich mag dich.« Sie küsste mich. »Ich rufe dich an.«

Diesen Satz mochte ich nicht. »Wann?«

»Morgen.«

»Das ist ein Wort. Schlaf gut.«

»Ja, du auch.«

Ich sah ihr nach. Plötzlich fiel mir ein, dass sie ihren Tee bei Georg mit Kandiszucker getrunken hatte. Georg hatte keinen Süßstoff, wahrscheinlich wusste er noch nicht mal, dass es so etwas gab. Und wenn er es wüsste, würde er nur den Kopf schütteln und Paula wahrscheinlich einen Vogel zeigen.

Paulas Tagebuch

Ich möchte auf die Waage, auf den Heimtrainer. Strampeln, schwitzen, keuchen, in der Bewegung aufgehen, vergessen, nur noch Anstrengung sein. Mit dem rausströmenden Schweiß verliere ich alles mögliche. Den Kandiszucker und noch einiges mehr. Mein Kopf ist ein einziges Karussell. Jetzt, wo ich allein bin und diese schwerwiegenden Stunden, diese Weihnachtstage, die Besuche bei Sabine, ihr Sterben hinter mir liegen. Auf kaum etwas davon war ich vorbereitet. Alles ist einfach geschehen, hat mich bewegt, durchgerüttelt, ins Wanken gebracht. Ich halte dagegen, versuche stehenzubleiben, das Gleichgewicht zu wahren. Mein Wille ist stark. Ja, so stark, dass er allein das Kommando übernehmen kann – ohne Rücksicht auf Verluste. Ich weiß das. Rieke hat recht. Das muss ich aber spüren, nicht nur wissen.

Sabine ist tot. Ich kann ihn schreiben und sagen, diesen Satz mit dem Wort, das drei Buchstaben hat. TOT. Laut sagen. Die Buchstaben bilden zwei Pfosten und ein Loch, in dem alles verschwindet, nichts wiederkommt. Ich kann auch seinen Namen sagen: Stephen, Stevi. Nach zweiundzwanzig Jahren. Es ist verboten, ihn zu Hause auszusprechen. Die Erinnerungen stürzen auf mich ein, ohne dass ich mich schützen kann. Ich sitze zusammengekauert da und atme und fühle, und der Schmerz ist so groß. Ich rühre mich kaum. Dieser Augenblick kann nicht ewig bleiben. Er wird vergehen.

Es war einer dieser bunten warmen Herbsttage, an denen die Sonne ein letztes Mal ihre Kraft, ihre goldene Üppigkeit beweist, bevor es Winter wird, und die Menschen ihre Wärme zwiespältig genießen – halb trauernd, weil sie wissen, dass Kälte und Dunkelheit ja doch bevorstehen, halb kindlich-naiv hoffend, dass dieses Jahr der Winter vielleicht doch ausfallen wird. Ich war zu Hause in meinem Zimmer, als das Telefon klingelte. Aus meinem Cassettenrecorder erklang Angelo Branduardi. Vor mir lag das Matheheft. Ich hörte die Stimme meiner Mutter und dann, Sekunden später, diesen Schrei. Als hätte ihr jemand mit voller Kraft ein Messer in den Leib gerammt. Ins Herz. So war es wohl auch für sie. Ich saß da wie erstarrt. Irgendwann kam mein Vater, grau im Gesicht, das verzerrt war von Gefühlen, die ihn kaum atmen ließen. Und mich auch nicht. Gefühlen, die fremd und quälend und unbezähmbar waren, und man kann nur denken: Bitte, bitte lass es vorübergehen! Manch einer zerbricht daran.

Dein Bruder ist tot. Dein Bruder ist tot. Dein Bruder ist tot.

Der Satz hallte in mir nach. Warum, was ist passiert? fragte ich Stunden später. Da war der Arzt schon dagewesen und hatte Mama eine Spritze gegeben. Ich will auch so was, dachte ich. Ich fing an zu schreien, aber stumm in mir drinnen, wo es niemand hörte. Tage-, nächtelang herrschte der Ausnahmezustand. Ein Psychologe kam, der auch mit mir redete. Ich weiß nicht mehr, was er sagte und fragte. Jemand räumte Stephens Zimmer aus. Ich durfte nichts von seinen Sachen behalten und seinen Namen nicht nennen. Alles nahmen sie mir weg. Als das Leben allmählich wieder aus seiner Erstarrung erwachte und einfach weiterging, wurde mir klar, dass nichts mehr so sein würde wie vorher. Nie mehr. Ich musste keinen Sport mehr treiben, wenn ich nicht wollte, und meine Zensuren waren nicht mehr wichtig. Nichts war mehr wichtig. Manchmal lag ich abends im Bett und überlegte, dass ich mein Zimmer eigentlich auch räumen könnte. Und mein Name war auch nicht wichtig. Sie sahen immer nur die leere Stelle neben mir, die für mich doch genauso groß war. Ich hatte meine ganze Familie verloren und fühlte mich seltsam fehl am Platz. Erst der Hunger gab mir wieder Halt. Er war ein reales Gefühl, auf das ich mich verlassen konnte und das immer mehr Raum in meinem Leben einnahm. Raum hatte ich genug. Ich wurde schlanker und noch schlanker. Es interessierte niemanden, obwohl ich darauf gehofft hatte. Dann wurde ich dünn. Das zumindest interessierte mich. Es war ein machtvolles Gefühl. Oder besser gesagt: die Illusion von Macht, denn irgendwann hast du gar nichts mehr zu melden, das Steuer ist dir entrissen, und wenn es glimpflich verläuft, merkst du es noch rechtzeitig, wenn nicht, endest du wie Sabine. Das ist es, was ich verstehen und spüren muss: Hinter der Angst, dick zu werden, sitzt etwas ganz anderes.

Er verging, der Augenblick. Ich spürte die strahlende Herbstsonne von damals und vernahm den Schrei meiner Mutter. Ich spüre ihre Missachtung. Wir werden reden müssen. Ich werde hingehen und mit ihr reden. Ob sie will oder nicht.

Der Alltag hat wieder begonnen. Heute saß ich über einer Studie mit den ersten Verkaufszahlen des neuen Schokoriegels. Alle sind mit den Ergebnissen zufrieden, sehr zufrieden sogar. Nur mich interessieren sie nicht. Noch vor ein paar Wochen hätte ich gestrahlt und mich gefreut über die Arbeit, die ich schließlich geleitet habe, und mich sofort in ein neues Projekt gestürzt. Voller Eifer und Ruhelosigkeit. Mein Gott, dachte ich mitten in der Besprechung plötzlich – im Nahen Osten geht ständig irgendwo eine Bombe hoch; alle jammern über die Wirtschaftsflaute und die hohen Preise, sind auf Schnäppchenjagd, sprechen über die Krise des Gesundheitswesens und das historische Tief der SPD; ich denke an meinen toten Bruder, an Stevi, an meinen Hunger und die Sucht nach Kontrolle, an Sabine, an Rieke, Georg und Juri, und währenddessen habe ich ein paar Blatt Papier vor mir, auf denen steht, wie viele Schokoriegel im ersten Verkaufszeitraum abgesetzt wurden. Wie absurd!

Ich beendete die Teamsitzung früher als sonst und setzte mich mit meinem Kaffee ans Fenster. Ich war froh, allein zu sein. In knapp einer Stunde hatte ich ein Gespräch mit einem jungen Modemacher zu führen, der ein Konzept für die Vermarktung seines Jeanslabels benötigte. Ich angelte mir die Akte vom Schreibtisch und sah mir die Fotos an: schmale Damenjeans in allen Farben, bauchfrei natürlich und am Po besonders eng geschnitten. Das war etwas für magersüchtige Models, nur sie sahen gut darin aus. Ich konnte solche Hosen auch tragen. Ja, das machte mich stolz und froh, und ich wollte, dass es so blieb – noch jedenfalls. Normalgewichtige Frauen würden sich dick darin fühlen und sich vielleicht rasch eine Zeitschrift kaufen, in der eine neue Diät vorgestellt wurde. Die Diät brechen sie dann ab, weil sie in derselben Zeitschrift die verführerische Werbung für einen neuen Schokoriegel entdecken und nicht widerstehen können ...

18

Es war bitterkalt, und Paula war einverstanden, dass wir uns nach dem Schlittschuhlaufen einen Cappuccino gönnten. Und etwas zu essen! Ich glaubte mich verhört zu haben.

»Hast du wirklich gesagt, dass wir ja auch etwas essen könnten?« fragte ich, als wir in dem Lokal in der Nähe der Eisbahn einen freien Platz gefunden hatten. »Das kann ich gar nicht glauben. Was darf es denn sein – ein Täschen warmes Wasser mit einem kalorienarmen Brühwürfel und zwei Gramm Karotten? Oder lieber doch den mageren Quark mit einem Löffelchen Obstsoße, light natürlich.«

Paula schälte sich aus mehreren Pullovern und warf mir einen gespielt bösen Blick zu. »Du willst es dir doch nicht etwa mit mir verderben?«

»Um Gottes willen, nein!« Ich stopfte meine Klamotten auf den Stuhl neben mir und beugte mich über den Tisch zu ihr vor. »Du siehst richtig knackig aus mit deinen roten Wangen und der abgefrorenen Nase. Und die Ohrläppchen machen den Eindruck, als würden sie gleich auf den Tisch fallen. Dieses Jahr werden die bestimmt nicht mehr warm.«

»Danke für das Kompliment. Wenn mein Mund aufgetaut ist, kann ich mich vielleicht entsprechend revanchieren.«

Ich lachte sie an. »Nur zu, ich bin gespannt.«

Wir bestellten Gulaschsuppe, und es war ein köstliches Gefühl, mit jedem Löffel dieser scharfen Wärme aufzutauen.

»Hat Georg sich mal gemeldet?« fragte Paula, nachdem ihr Teller halb geleert war. »Wie kommt er denn mit Juri klar?«

»Ich habe ihn gestern angerufen«, erzählte ich und grinste. »Da hatte Juri gerade das Regal in der Küche abgeräumt – komplett. Georg meinte, dass er knietief in einem Berg aus Scherben und tausenderlei Dingen stünde, von denen er bei mindestens der Hälfte nicht wüsste, wo sie erstens herkommen und was man zweitens noch damit anfangen könnte. Er müsste wohl mal dringend aufräumen, besser gesagt: entrümpeln.«

»Das kann bestimmt nicht schaden. Als Ordnungsfanatiker würde man ihn nicht unbedingt bezeichnen.«

»Stimmt. Er lässt übrigens fragen, was dein zugeschnürter Hals macht.«

Paula nahm sich eine Scheibe Weißbrot aus dem Korb. Sie lächelte und biss ein Stück ab. »Ich kann besser schlucken, ohne Zweifel.«

Ich nickte. Das war unübersehbar.

»Aber es ist immer noch verbesserungswürdig«, fügte sie hinzu. »Und deshalb werde ich am Samstag zu meinen Eltern fahren.«

Nun hatte ich Schluckbeschwerden.

»Ich möchte, dass du mitkommst.«

Ich hielt einen Moment die Luft an, dann hob ich abwehrend die Hände. »Das halte ich für keine gute Idee, Paula, wirklich nicht. Wenn du eine Aussprache im Sinn hast, ist das eine reine Familienangelegenheit – nur ihr drei, sonst niemand, Tür zu, Ende, aus. Ich gehöre nicht in diese Runde.«

Sie aß das letzte Stück Brot und schob den Teller zur Seite. »Ich habe lange darüber nachgedacht. Ohne dich würde ich nicht mal im Traum an so etwas denken. Es ist nicht nur eine Familienangelegenheit, sondern auch meine ganz persönliche Sache. Und die wiederum hat viel mit dir zu tun.«

»Ich glaube, es war Georgs Idee«, wandte ich rasch ein.

»Ja, schon, aber du weißt doch ganz genau, was ich meine.«

Ich verzog das Gesicht. »Paula, das wird ein hartes Stück Arbeit, und deine Eltern, zumindest deine Mutter, würden mich entweder rauswerfen oder aber kein Wort sagen – was ich sogar verstehen kann. Und das wäre dann keine Aussprache, sondern höchstens eine Ansprache mit anschließendem Anschweigen. Das halte ich nicht für sinnvoll.«

Sie schüttelte den Kopf. »Du bist schon Weihnachten gut mit ihnen klargekommen, und sie werden sich vielleicht zusammenreißen, wenn ich nicht allein bin.«

Ich wand mich wie ein Aal. »Gut, das kann ich nachvollziehen, aber ich denke trotzdem ...«

Sie sah mich an. »Bitte komm mit. Ich brauche dich an meiner Seite. Danach hast du zehn Wünsche frei.«

Ich sah rasch zum Fenster hinaus. »Ich konnte deinem Charme noch nie widerstehen.«

»Ich weiß. Sollst du auch gar nicht.«

»Zehn Wünsche?«

»Zehn Wünsche.«

»Egal was?«

»Du entscheidest.«

Ich blickte sie an. »Was genau hast du eigentlich vor? Was soll auf den Tisch, was nicht?«

»Es gibt keine Einschränkungen«, antwortete sie. »Alles, wenn es sein muss.«

»Na denn.«

Konrad und Luise Maybach schienen erstaunt, sowohl Tochter als auch deren Freundin schon so bald wiederzusehen, obwohl Paula uns natürlich angemeldet hatte. Eigentlich war es ähnlich wie Weihnachten – nur dass es keinen Baum gab, keine Nüsse und keine Kerzen. Dafür standen Gläser, Bier, Saft und Erdnussflips auf dem Tisch, und in der aufgeschlagenen Fernsehzeitung waren mehrere Sendungen rot angestrichen. Ich hatte den Eindruck, dass wir den üblichen Ablauf des Samstagabends störten und dass zumindest die Erwartungshaltung von Paulas Mutter mit einer gehörigen Portion Misstrauen gemischt war. Sie setzte sich in einen der beiden Sessel, schüttelte die Spitzendeckchen auf, die über den Armlehnen lagen, und sah uns aufmerksam an, während ihr Mann uns Saft einschenkte und sich in den anderen Sessel setzte. Paula und ich hatten auf dem Sofa Platz genommen.

»Das ist ja wirklich eine Überraschung«, bemerkte Herr Maybach und blickte zwischen seiner Tochter und mir hin und her.

Mir war so mulmig, dass ich nicht mal von den Erdnussflips probierte, die ich sonst allzu gern aß. Ich hatte nur den Wunsch, dass dieser Abend so schnell wie möglich vorüberging. Am besten mit einem ordentlichen Krach, gefolgt von einer wort- und tränenreichen Versöhnung, und wenn sie nicht gestorben sind ...

Paula war angespannt wie ein Flitzebogen. Ich berührte ihre Hände nicht, doch ich wusste auch so, dass sie eiskalt und starr waren. Sie nahm ihr Glas und trank einen Schluck. Ihre Mutter griff plötzlich unter den Sessel und zog einen Korb hervor, in dem sich Strickzeug befand.

»Ihr habt doch nichts dagegen?«

Paula und ich schüttelten den Kopf, und schon klapperten die Stricknadeln.

»Das wird eine Weste für deinen Vater«, sagte sie. »Schön lang, damit er es an den Nieren warm hat.« Sie sah mich an. »Ich habe schon immer viel gestrickt. Pullover, Schals, Mützen, besonders für die Kinder ...« Sie brach ab, und ihr Mund wurde faltig.

»Ja, ich erinnere mich«, griff Paula den Faden auf. »Einen ganz bunten hast du mal für mich gestrickt, den habe ich ein paar Jahre getragen.« Sie atmete tief durch. »Dann hat ihn Stevi übernommen.«

Die Stricknadeln verstummten. Luise Maybach starrte Paula an, ihr Vater stellte sein Glas ab.

»Warum sagst du das?« fragte sie leise.

»Warum nicht? Es stimmt doch.«

Konrad Maybach räusperte sich. Seine Stirn lag plötzlich in vielen Falten.

»Ich kann es nicht ertragen, wenn du ... und das weißt du ganz genau«, sagte seine Frau.

Paula legte die Hände in den Schoß. »Ich habe vor ein paar Tagen zum ersten Mal seit damals den Namen meines Bruders ausgesprochen. Und soll ich dir was sagen?«

»Nein! Sollst du nicht!« fuhr ihre Mutter sie an. Nach einem Seitenblick auf mich nahm sie ihr Strickzeug wieder auf. Zwei rechts, zwei links. Hektisch, als wollte sie die Wolle durchlöchern.

»Paula, was ist mit dir?« mischte Herr Maybach sich nun ein. »Muss dieses Thema sein? Bist du deswegen gekommen?«

»Ja, genau, ich bin deswegen gekommen. Es wird Zeit, allerhöchste Zeit, mal ein paar Dinge zur Sprache zu bringen«, antwortete Paula betont ruhig.

»Ach?« Ihre Mutter sah auf. »Madame hat sich entschlossen, den Mund aufzumachen, nachdem sie sich fast zwanzig Jahre um nichts gekümmert und meist durch Abwesenheit geglänzt hat. Sehr interessant. Und dazu brauchst du dann auch noch die Unterstützung deiner Freundin? Das wird ja immer interessanter.«

Paula nickte. »Ja, ich habe Rieke gebeten, mich zu begleiten.«

Ihre Mutter warf ihr einen fast mitleidigen Blick zu. »Und du meinst, dass wir da so einfach mitmachen?«

»Ja, das meine ich.«

»Da täusch dich mal nicht.«

»Willst du mich etwa rauswerfen?« hielt Paula dagegen. »Ich sage dir eines – dann siehst du mich nicht wieder, und das meine ich verdammt ernst.«

Luise Maybachs Blick wurde unsicher, die Stricknadeln verstummten erneut. Paulas Vater atmete tief durch. »Hört auf zu streiten. Worum geht es, Paula? Was willst du mit uns besprechen?«

»Es geht um mich. Zur Abwechslung mal um mich.«

Ich spürte, dass sie zitterte und hätte sie am liebsten in eine dicke Decke gehüllt. Konrad Maybach sah seine Tochter an. Die stahlblauen Augen waren müde und ernst.

»Um mich und meinen Schmerz«, fuhr Paula leise fort und zog fröstelnd die Schultern hoch. »Und um die dunkle, eisige Traueratmosphäre in diesem Haus. So dunkel und eisig, dass ich aus Berlin geflohen bin damals und dass ich fast nie herkomme, schon gar nicht gerne.«

»Ja, ganz genau – du bist geflohen, hast dich einfach auf und davon gemacht! Die Wahl hat eben nicht jeder. Ich bin hiergeblieben und habe es ausgehalten«, sagte ihre Mutter. »Man kann doch nicht einfach weglaufen.«

»Ich glaube, du verstehst mich nicht, Mama«, erklärte Paula. »Ich bin nicht vor dem weggelaufen, was damals geschehen ist, vor Stevis Tod, das funktioniert ja sowieso nicht.«

Ihre Mutter zuckte zusammen.

»Ich bin vor dir davongelaufen. Vor deinem nicht endenwollenden Leiden, neben dem nichts anderes mehr Platz hat, bis heute.«

Ihre Mutter strich sich eine eisgraue Haarsträhne aus dem Gesicht. »Natürlich ist es ein nicht endendes Leiden – was hast du denn geglaubt? Dass nach drei Monaten alles vorbei ist und man fröhlich zur Tagesordnung übergeht? Du machst es dir verdammt leicht, meine Liebe. Ich habe ein Kind verloren. Das ändert das ganze Leben, für immer.«

»Du hast nicht nur ein Kind verloren, sondern zwei. Und deine Ehe ist seitdem keinen Pfifferling mehr wert. Es ist alles erstickt worden von deiner Trauer, deinem Leid, deinem Unglück«, begehrte Paula auf. »Papa und ich – nun, das war und ist ja nicht so wichtig. Ich habe einen Bruder verloren, einen Bruder, den ich wirklich geliebt habe, der mein bester Freund war, Papa hat seinen Sohn verloren, sein Kind, doch davon wolltest du nie etwas wissen. Ohne die geringste Rücksicht auf uns hast du einfach vor dich hin gelitten und vierundzwanzig Stunden am Tag getrauert, zweiundzwanzig Jahre lang. Andere Gefühle gibt es seitdem nicht und soll es, wenn es nach dir geht, auch nicht mehr geben. Wahrscheinlich willst du dafür auch noch gelobt werden, weil du das so unbeirrt aushältst!«

Der Korb flog auf den Boden. »Wie kannst du es wagen!« Luise Maybachs Augen war weit aufgerissen, ihre Finger krallten sich in eines der Spitzendeckchen.

»Ich kann. Zum ersten Mal. Diese Worte sind längst überfällig.« Paula atmete schnell und stieß mit einem Fuß rasch den Korb zur Seite, als sie sah, dass ihre Mutter sich danach bücken wollte. »Lass ihn liegen und hör mir zu! Dein Mann, mein Vater hätte vielleicht längst etwas gesagt, doch das schlechte Gewissen drückt ihn nieder, und das kommt dir nicht ungelegen«, fuhr sie fort. »Stevi war mit seinem Hockeyclub unterwegs – wie oft hast du Papa das schon unter die Nase gerieben? Hundertmal, tausendmal? Jeden Tag? Damit er ja nicht vergisst, dass er den schwarzen Peter hat? Schließlich war er es ja, der immer darauf bestand, dass wir Sport machten, nicht wahr? Und damit trifft ihn schließlich die Schuld, oder nicht?«

Frau Maybach sah ihren Mann an. Sie war bleich. »Sag du doch auch mal was. Müssen wir uns das gefallen lassen? Von unserem eigenen Kind?« Plötzlich sah sie mich an. »Noch dazu vor Fremden.«

»Rieke ist keine Fremde«, entgegnete Paula. »Wenn sie nicht wäre, würde ich allmählich verhungern.«

»Was ist das nun wieder für ein Blödsinn?«

»Auch das kann ich dir gerne erklären.«

»Ich habe genug von deinen Erklärungen.« Sie stand abrupt auf und bückte sich nach ihrem Strickzeug. »Komm, Konrad, die beiden wollen gehen.« Sie stellte den Korb auf den Tisch und sah ihren Mann an. »Begleitest du sie zur Tür, damit wir unseren gemütlichen Abend fortsetzen können?«

Er blickte zu ihr auf. »Nein.«

Sie starrte ihn an. »Wie bitte?«

»Wir hatten seit damals keinen gemütlichen Abend mehr. Einer mehr oder weniger spielt nun wirklich keine Rolle. Setz dich lieber wieder hin und hör zu.«

Sie sank langsam in ihren Sessel. »Warum fällst du mir so in den Rücken?«

»Paula hat recht. Es wird Zeit. Einmal muss Schluss sein.«

Plötzlich war es so still, dass ich meinte, die Atemzüge der anderen voneinander unterscheiden zu können.

»Mit seinem Hockeyclub, ja«, sagte Luise Maybach schließlich und sah niemanden dabei an. »Er wollte nicht mit, er hatte überhaupt keine Lust zu dieser Fahrt.«

Ihr Mann schüttelte den Kopf. »Fängst du schon wieder damit an?«

Sie wandte den Kopf. »Es stimmt, was ich sage.« Sie sah zu Boden. »*Ich* war es – *ich* habe ihn überredet, mit seinem Gemurre aufzuhören und endlich seine Sachen zu packen. Es sollte keinen

Ärger geben, und die Reise war schon bezahlt. Hätte ich ihm beigestanden und nachgegeben ...« Sie fing an zu weinen. »Immer wieder erlebe ich unser Gespräch, wie er mich anbettelte, irgendeine Ausrede zu erfinden, und ich ihn angiftete, endlich mit dem Theater aufzuhören. Und dann klingelt das Telefon ...«

»Das wusste ich nicht«, sagte Herr Maybach nach einer ganzen Weile mit rauher Stimme.

Paula starrte ihre Mutter an. »Ich auch nicht.«

»Es geschieht mir ganz recht, dass ich nie wieder froh werden kann«, sagte Frau Maybach.

»Nein, das geschieht dir nicht recht«, erwiderte Paula heftig. »Kapierst du nicht – weder du noch Papa oder ich können etwas an dem ändern, was damals geschehen ist. Wir können nur jetzt etwas ändern.«

»Das sagst du so leichthin.« Ihre Mutter fuhr sich über die Augen.

Paula wagte ein winziges Lächeln. »Ich sage selten etwas leichthin.«

»Ich hatte immer Angst, dass ihr erfahrt, dass ich ihn gedrängt habe und ...«

»Es spielt keine Rolle mehr, Mama. Vielleicht hat der Busfahrer am Abend vorher zu lange in die Glotze geguckt, weil es einen besonders spannenden Film gab. Soll jetzt der Schauspieler, der die Hauptrolle gespielt hat, dafür büßen, dass der Busfahrer am nächsten Tag müder war als sonst?«

Frau Maybach zeigte den Ansatz eines Lächelns. »Das meinst du doch nicht wirklich.«

»Doch.« Paula machte eine Pause und trank einen Schluck Saft. Sie trank ihn unverdünnt. »Ich glaube, man sucht die Schuld immer auch ein bisschen bei sich. Weil es ja nicht sein kann, dass so etwas Schreckliches einfach passiert. Ohne Grund. Es ist so sinnlos. Ich dachte oft, dass du lieber ihn behalten und mich verloren hättest. Stevi statt Paula. Nur: Das konnte ich ja nicht ändern. Aber mich konnte ich ändern, die Macht hatte ich. Alles, was vorher so wichtig gewesen war und längst mein Leben und Streben bestimmte, spielte plötzlich kaum noch eine Rolle für euch – sehr gute Zensuren, Sport, Ordnung und so weiter. Das fiel nicht mehr ins Gewicht. Ich musste mir etwas anderes ausdenken, und da bin ich dann ganz schlank geworden. Das habt ihr auch nicht bemerkt. Ich war irgendwie auch nicht mehr da.«

Ihr Vater hob die Hände. »Paula, ich habe das durchaus mitbekommen. Doch viele Mädchen in deinem Alter wollen superschlank werden. Du hast dich gefreut, in diese ganz engen Jeans zu passen, und plötzlich hast du wieder viel Sport getrieben. Was sollten wir dazu sagen?«

Stimmt, dachte ich, das gehört zum Leben eines heranwachsenden Mädchens einfach dazu. Niemand wundert sich darüber oder wird gar hellhörig und hakt mal nach. Meinen Eltern war auch nicht aufgefallen, dass ich zwischenzeitlich ein paar Kilo weniger hatte und mich urplötzlich in Kalorienzählen und Enthaltsamkeit übte, und bei mir war ja auch alles gutgegangen. Ich spürte Paulas Blick.

»Rieke hat mich ins Krankenhaus gebracht«, erzählte sie leise. »Das ist jetzt ein paar Monate her. Ich hatte jede Menge Abführtabletten genommen und so viel Flüssigkeit verloren, dass ich an den Tropf musste.«

»Abführtabletten?« fragte ihre Mutter nach. »Wozu das?«

»Ich habe jahrelang regelmäßig Abführtabletten genommen. Mal mehr, mal weniger. Um Gewicht zu verlieren. Ich bin magersüchtig.«

Wieder war es still.

»Magersüchtig«, wiederholte Frau Maybach langsam.

»Kann man etwas dagegen tun?« fragte Paulas Vater nach einer Weile. Er sah aus wie ein Mann, den nicht mehr allzuviel erschüttern konnte.

»Ich bin dabei. Es ist ein langer Prozess.«

Ihre Mutter schob die Erdnussflips über den Tisch. »Ja, das ist wahr, du hast meist sehr wenig gegessen. Immer schon. Ich kann mich gar nicht mehr daran erinnern, dass du mal so richtig zugelangt hättest.« Sie nahm eine Handvoll Flips.

»Mit Stevi zusammen, wenn du gebacken hattest.«

»Ja, stimmt«, erinnerte sich Frau Maybach. »Ihr habt euch in die Küche geschlichen und immer die dicksten und schönsten Streusel abgeklaubt, obwohl ich das streng verboten hatte.« Sie sah zur Seite, als sie bemerkte, dass sich die Erinnerung auf ihrem Gesicht widerspiegelte.

»Das war schön«, sagte Paula. »Sie waren noch heiß, und wir haben uns den Mund verbrannt, und Stevi hat immer versäumt, sich die Krümel abzuwischen. Das werde ich nie vergessen.«

Luise Maybach sah ihre Tochter einen Moment schweigend an, und Paula erwiderte den Blick ruhig. Dann legte Frau Maybach unvermittelt die Stirn in Falten. »Sag mal, kommt eigentlich noch mehr, auf das ich mich gefasst machen muss, oder kann ich jetzt wieder mein Strickzeug nehmen?«

»Eine Sache wäre da noch ...«

Paula sah mich an. »Rieke und ich sind mehr als gute Freundinnen.«

Konrad Maybach nickte. »Sehr gute Freundinnen?«

»Wir sind ein Liebespaar.«

Ich kann nicht gerade behaupten, dass ich mit großer Begeisterung als Quasi-Schwiegertochter in die Familie aufgenommen wurde. Die beiden waren verblüfft, irritiert, verunsichert. Und die Vorstellung, eine lesbische Tochter zu haben, behagte ihnen nicht. Doch nach dem vorangegangenen schwierigen Gespräch fiel diese Neuigkeit weit weniger ins Gewicht, als es unter anderen Umständen der Fall gewesen wäre. Hinzu kam, dass ich ihnen offensichtlich sympathisch war.

Und zwischen Paula und ihren Eltern herrschte auch nicht von einem Tag auf den anderen eitel Sonnenschein. Natürlich nicht. Aber der Anfang war gemacht. Als wir das Haus verließen, waren alle Beteiligten erleichtert, dass die Zusammenkunft beendet war.

Paulas Tagebuch

Ich kann nicht schlafen. Rieke ist bei mir geblieben, und wir haben geredet und geredet.

Du musst das Buch verbrennen, hat sie gesagt, diese ganzen Kalorien- und Gewichtsangaben. Weg damit.

Noch nicht. Das kann ich noch nicht.

Warum nicht?

Ich weiß nicht. Es soll noch da liegen – zur Sicherheit.

Welche Sicherheit?

Ich weiß nicht.

Dann schwiegen wir uns an. Irgendwann küsste sie mich, und wir kuschelten uns ein. Nun ist Rieke eingeschlafen, und ich bin leise wieder aufgestanden.

Wie fühle ich mich? – Befreit, erleichtert, voller Tatendrang? Nein, all das trifft es nicht. Eher tief berührt, melancholisch, zuversichtlich, freudig überrascht. Dass ich alles habe sagen können. Dass sie zugehört haben. Dass es vorangeht. Dass ich Neues, Erstaunliches in mir entdecke. Vielfalt. Wenn ich genau hinhöre, kann ich erkennen, dass die Stimme, die immer alles kontrollieren will, nur eine von vielen ist und nicht mal die wichtigste.

Ich war einen Tag nicht auf der Waage. Leichte Unruhe, keine Panik. In der Gruppe habe ich freimütig erzählt, was in den letzten Wochen geschehen ist. Hinterher bin ich zu Carola Winter gegangen.

Meine Freundin meint, ich solle eine Therapie machen, sagte ich zu ihr.

Sie lächelte. Und was meinen Sie?

Der Ratschlag gefällt mir nicht, doch bislang waren alle Ratschläge, die sie mir gegeben hat, gut.

Die Entscheidung liegt ganz bei Ihnen.

Das dachte ich mir, dass Sie so was antworten würden.

Mein Vater hat mich besucht. Ich war so perplex, dass ich in den ersten Minuten kaum ein Wort herausbekam. Und er war auch ziemlich verlegen. Deine Mutter macht Hausputz, erklärte er, da bin ich ihr immer im Weg, egal wohin ich mich flüchte. Und ich wollte dich sehen. Alleine. Ich hoffe, ich störe nicht. Er kramte umständlich in seiner Tasche und holte ein dickes Schreibheft heraus. Kennst du das noch? Und ob ich das kannte. Stevi und ich hatten darin selbsterfundene Geschichten gesammelt – jeder hatte immer genau eine Seite geschrieben, dann musste der andere die Fortsetzung verfassen, egal was für einen Unsinn sich der erste ausgedacht hatte.

Ich habe es damals versteckt, sagte mein Vater, als alles weggeräumt wurde, du weißt schon.

Ja, ich weiß.

Möchtest du es haben? Er drückte es mir in die Hand und verschwand so schnell, wie er gekommen war, bevor ich ihm auch nur danken konnte. Mein Vater hat mich noch nie allein besucht. Vielleicht kann ich ein Tauschgeschäft machen, sozusagen als ausgleichende Gerechtigkeit: das Geschichtenheft von Stevi und mir gegen das Gewichtsbuch. Bald.

Ich habe einen Therapeuten. Bastian. Erste Aufgabe: einen Tag am Wochenende ohne Uhr. Ich lachte ihn an. Am Wochenende? Kein Problem. Ich räumte am Freitagabend alle Uhren weg. Als ich aufwachte, wurde es gerade hell. Ich stand auf, und plötzlich wurde mir klar, dass ich einen schwierigen Tag vor mir hatte. Ich tue kaum etwas, ohne einen Blick auf die Uhr zu werfen, auch an freien Tagen. Freie Tage? Ist jetzt Frühstückszeit? Einkaufszeit? Zeit für Sport? Fürs Aufräumen? Hunger? Darf ich überhaupt schon Hunger haben? Ist es die richtige Zeit dafür?

Ich lief unruhig in meiner Wohnung hin und her, machte einen langen Spaziergang, später noch einen. Bloß keine Uhr entdecken! Mein Herz klopfte immer stärker, und zugleich dachte ich: Wie albern – wenn ich jetzt wüsste, dass es halb elf ist oder zehn nach neun oder siebzehn Uhr zwanzig, dann ginge es mir besser? Das kann doch nicht wahr sein. Irgendwann fing ich an zu zählen und machte bei sechzig einen Strich. Ungefähr eine Minute. Sechzig mal sechzig gleich eine Stunde. Ich spinne, dachte ich, und Bastian auch. Und ich wartete darauf, dass es dunkel wurde und dieser Tag ein Ende nahm.

Als ich Bastian beim nächsten Termin davon erzählte, lachte er.

Das war dir also sehr unangenehm.

Kann man so sagen.

Aber du hast das Experiment nicht abgebrochen.

Nein.

Du hast einen starken Willen.

Ich wusste nicht, ob das ein Kompliment, eine schlichte Feststellung oder eine Mahnung sein sollte, und er verriet es mir nicht.

19

Endlich wurde es wärmer. Nach vielen trüben und eiskalten Tagen lockte plötzlich eine fast frühlingshafte Sonne, und ich begann darüber nachzudenken, ob ich in diesem Jahr wieder mein selbstgemachtes Eis ins Angebot nehmen sollte. Es machte viel Arbeit, doch die Leute waren ganz wild darauf. Mein Leben fing wieder an sich zu normalisieren. Ich suchte neue Rezepte heraus, packte die dicken Wollpullover weg und freute mich auf die Zeit, wo ich in leichten Schuhen und T-Shirt herumlaufen konnte.

Aber soweit war es noch nicht.

Einige Tage nach dem Gespräch mit Paulas Eltern schlenderte Tamara eines Nachmittags ins Bistro. Ich sah zweimal hin, um mich zu vergewissern, dass es tatsächlich meine Tochter war, die da auf mich zukam. Noch dazu mit einem Lächeln auf den Lippen. Liebeskummer, pleite oder schwanger, mutmaßte ich, sprach es aber nicht laut aus. Außerdem passte das Lächeln nicht dazu – es sei denn, sie war high oder freute sich über das Baby. Ich schluckte. Vielleicht war es auch ganz harmlos, und sie wollte sich nur den Wagen ausleihen, weil der von ihrem Freund mal wieder nicht ansprang.

»Hallo, Mama«, begrüßte Tamara mich. »Ein Cappuccino wäre jetzt genau das richtige für mich.«

»Hallo, Tochter«, gab ich zurück. »Wenn es weiter nichts ist.« Ich schob ihr eine Tasse über den Tresen und stellte Zucker bereit.

Tamara trank einen Schluck. Milchschaum blieb auf ihrer Oberlippe zurück, und sie wischte ihn mit der Zungenspitze weg.

»Ich warte«, sagte sie dann.

»Tatsächlich? Die Bushaltestelle ist aber ein paar Meter weiter.«

Sie kicherte. »Eins zu null für dich, aber nun sag es endlich, dann haben wir's hinter uns.«

»Ich habe keinen blassen Schimmer, was du meinen könntest«, gab ich zurück.

»Ach, komm, das nehme ich dir nicht ab.« Tamara warf sich die dunklen Haare aus der Stirn.

»Verkürzen wir die Sache doch einfach, indem du mir auf die Sprünge hilfst.«

»Na schön.« Sie verzog das Gesicht. »Pass auf, ich mache dich jetzt mal nach.« Sie senkte den Kopf, die Augenbrauen zogen sich direkt über der Nasenwurzel dramatisch zusammen, ihr Atem wurde tief und schwer, und der Mund bekam etwas eindeutig Schmerzlich-Beleidigtes. Kurzum: Sie sah fürchterlich aus.

»Du siehst aus, als hättest du zuviel gekifft und wärst auf einem schlechten Trip. Oder leidest du unter Sodbrennen und brauchst eine Tablette? Was das mit mir zu tun haben soll, ist mir schleierhaft«, erklärte ich ungerührt.

»Soso«, sagte Tamara mit verstellter Stimme, die wohl meinem Ton ähneln sollte. »Dich sieht man also auch mal wieder. Das ist ja ein Ding. Hast du vielleicht deinen Schlüssel verloren oder die Scheckkarte oder was sonst treibt dich ins Haus deiner Mutter? Doch garantiert nicht die Sehnsucht oder gar familiäre Bande. Das kann unmöglich der Grund sein.«

Ich räusperte mich und fiel dann in ihr Lachen ein.

»Tja, jetzt, wo du es erwähnst – ich erinnere mich, dass ich derartige Bemerkungen hin und wieder mal von mir gegeben habe«, gestand ich schließlich ein.

»Hin und wieder ist gut – immer!«

»Nun übertreib mal nicht! Außerdem bist du ...«

»... jaja, gerade mal neunzehn Jahre alt, und ich habe weder die Weisheit noch die Weitsicht mit Löffeln gefressen.«

Das waren also meine Standardsätze. Wenn ich es mir recht überlegte, klangen die nicht wesentlich besser als die meiner Mutter.

»Ich gebe mir Mühe, es zukünftig besser zu machen«, sagte ich hüstelnd, und das hörte sich fast ein wenig kleinlaut an.

Tamara grinste. »Tust du jetzt schon. Vielleicht bin ich deshalb hier.«

»Aha, na ja, und sonst? Alles in Ordnung bei dir? Das darf ich ja wohl noch fragen!«

»Klar. Mit geht es bestens. Ich fange im April mit dem Studium an.«

Neue Gäste hatten das Lokal betreten, andere sahen nach Aufbruch aus, und so konnten wir unser Gespräch erst fortsetzen, als ich dreimal Kaffee und gefüllte Schmalzhörnchen serviert und zweimal kassiert hatte.

»Studium«, nahm ich den Faden wieder auf. »Und was?«

»Publizistik, Kulturwissenschaft und Geschichte«, antwortete Tamara.

Prima, zumindest den Taxischein hat sie ja schon, dachte ich und bemühte mich, die Bemerkung eilig hinunterzuschlucken und ein interessiert-gleichmütiges Gesicht aufzusetzen, um das erste vernünftige Gespräch, das sich nach Monaten anbahnte, nicht sofort im Keim zu ersticken.

»Ich weiß genau, was du denkst«, sagte meine Tochter und sah mich scharf an. »Aber hast du eine bessere Idee? Das sind nun mal die Sachen, die mich wirklich ernsthaft interessieren. Ich kann doch nicht irgendein Fach studieren, nur weil es heute heißt, dass ich damit in einigen Jahren eventuell gute Berufsaussichten habe! Ich habe keine Ahnung von Computern, bin technisch eine Null, und Wirtschaft ist das allerletzte.«

»Ohne Wirtschaft keine Jobs«, konnte ich mir nicht verkneifen.

»Ohne Geisteswissenschaften keine Kultur.«

»Die muss auch jemand bezahlen.«

»Und wenn keine Kultur mehr da ist, was lest ihr dann? Die Rückseite eurer Euroscheine?«

»Börsenberichte.«

»Toll – was ich so mitkriege, gehen die Kurse nur noch in den Keller. Spannende Lektüre.«

Ich lachte. »Mach mal, was du für richtig hältst, und wenn du knapp bei Kasse knapp bist – was zu essen kannst du hier immer bekommen.«

Tamara zeigte auf die Schmalzhörnchen. »Das ist doch mal ein Angebot, das ich sofort annehme. Davon hätte ich gerne zwei. Die sehen echt lecker aus.« Sie griff herzhaft zu. »Was macht denn deine Freundin?« fragte sie, als das erste verspeist war.

»Paula?«

»Ja, Paula.«

»Alles mögliche«, antwortete ich und lächelte. »Magst du noch etwas trinken?«

»Nein, danke.« Sie sah mir ins Gesicht. »Tolle Auskunft, kann ich mir gar nicht alles auf einmal merken.«

»Dachte ich mir. Dann mal der Reihe nach: Paula und ich sind ein Paar«, sagte ich.

Das war mal was anderes – Mutter kommt raus und wartet gespannt auf die Reaktion ihrer Tochter.

»Wow«, entgegnete Tamara und biss etwas unvermittelt in das zweite Hörnchen. »Das ist ja mal eine Neuigkeit«, erklärte sie kauend. Dabei musterte sie mich eindringlich. Prüfte sie, ob man es mir ansah? Suchte sie ein romantisch verschnörkeltes L auf dem Wangenknochen oder ein regenbogenfarbenes Aufblitzen der Pupillen ... Ich schmunzelte in mich hinein.

»Und? Bist du glücklich? Wenn ich fragen darf.« Sie wirkte fast ein wenig verlegen. »Ich meine – ist es das jetzt für dich? Keine Männer mehr und damit auch keine Sorgen und Probleme oder so? Lesbisch und alles ist gut?«

Glücklich? Keine Sorgen? Keine Probleme? Lesbisch?

»Diese Schlussfolgerung würde ich nicht ziehen«, erwiderte ich.

»Sondern?«

»Ich möchte im Moment gar keine ziehen – ich habe mich in Paula verliebt, und Paula ist zufälligerweise eine Frau, Ende. Außerdem: Probleme gibt es überall.«

»Du bist also noch in der Probierphase?«

Ich lachte. »Ist man das nicht immer, in jeder Beziehung?«

Tamara seufzte, zuckte die Achseln. »Wahrscheinlich hast du recht.« Dann grinste sie. »Tretet ihr denn jetzt so richtig offen als Paar auf – von wegen Christopher Street Day, Frauencafés und so weiter? Und wissen es die Großeltern schon?«

»Sie werden es bei Gelegenheit erfahren.«

»Da würde ich gerne dabei sein.« Tamara rieb sich die Hände und rutschte auf ihrem Hocker herum. »Bring Omi doch einfach einen einschlägigen Roman mit und lass nebenbei die Bemerkung fallen, dass du dich jetzt ähnlich besonnen hättest wie die beiden

Heldinnen in der vorliegenden Liebesgeschichte. Wahrscheinlich kriegt sie sofort einen doppelten Gichtanfall und rennt zum Telefon, soweit man mit einem doppelten Gichtanfall zum Telefon rennen kann, um Tante Ulla ins Vertrauen zu ziehen.«

Ich nickte eifrig. »Und Ulla wird wahrscheinlich sofort die wunderbare Zeit heraufbeschwören, als sie mit ihrem Zahnarzt verlobt war, um dann mit Grabesstimme festzustellen, dass es damals so etwas nicht gegeben hätte.«

»Womit sie wohl ausnahmsweise richtig liegen würde«, sagte Tamara trocken. »Den Zahn hätte man dir rasch gezogen. Und Omi legt das Buch dann mit spitzen Fingern beiseite und lässt sich kraftlos und mit vornehm blassen Wangen in die Kissen sinken.«

»Ich hoffe sehr, dass wir beide uns täuschen«, sagte ich schließlich.

»Und wenn nicht?«

»Es ist mein Leben.«

»Stimmt.«

Tamara brach wenig später auf und gab mir zum Abschied einen Kuss auf die Wange. Das hatte sie schon lange nicht mehr getan.

Am Abend fuhr ich zu Paula. Wir wollten uns zusammen einen Film ansehen. Sie sah gut aus in ihrem roten Pullover und den schwarzen Leggins und machte einen munteren Eindruck. Aber der täuschte manchmal. Vor wenigen Tagen hatte sie im Badezimmer auf dem Fußboden gesessen und geweint, als wollte sie Steine erweichen und erst auf mein mehrfaches energisches Klopfen die Tür geöffnet.

»Was ist los, um Gottes willen, bist du hingefallen?«

»Zwei Kilo«, hatte sie gesagt. »Stell dir vor, ich habe ganze zwei Kilo zugenommen. Sogar zwei Kilo und zweihundert Gramm.«

»Gratuliere!«

»Das ist nicht witzig. Ich fühle mich fett.«

»Du weißt, dass das nicht stimmt.«

»Und du weißt, dass ich das nicht fühle!«

»Paula, du hast immer noch Untergewicht. Selbst wenn du noch drei Kilo zulegst, hast du noch Untergewicht. Also hör auf.«

»Mach mich nicht irre!«

»Tu ich nicht. Steh jetzt auf und komm mit ins Wohnzimmer.«

Ich hatte geschlagene zehn Minuten wie auf ein krankes Pferd eingeredet, um sie zu beruhigen. Manchmal sehnte ich mich nach der Zeit zurück, als sie so stark gewesen war, selbstbewusst und klar – und nicht selten so provozierend kühl und distanziert, dass es mich verletzt hatte. Nichts davon hatte je gestimmt, doch das wusste ich damals ja nicht, und so hatte ich mir meine eigene Nähe zu ihr geschaffen, indem ich in Träumen und Sehnsüchten schwelgte und mir in meiner Vorstellung eine Paula bastelte, die weder mit der damaligen noch mit der, die später ihre Maske ablegte, das geringste zu tun hatte. Die Tatsache, dass ich die erste war, der sie ihr wahres Gesicht zeigte, erfüllte mich mit Stolz – und Ernüchterung. Selten war ich in einer Beziehung so rasch auf den Boden der Tatsachen geholt worden, und eben dieser Boden war oftmals verdammt hart und rutschig.

Ich wusste natürlich, dass Paulas körperliche Distanziertheit ein Teil ihrer Krankheit war und sich nicht in Wohlgefallen auflöste, nur weil sie sich inzwischen zu ihrer Eßstörung bekannte und therapeutisch behandelt wurde. Wissen heißt ja leider noch lange nicht spüren. Doch bei allem Verständnis – die Erotik kam nach meinem Empfinden zu kurz bei uns. Es prickelte zwischen uns, und ich sehnte mich danach, sie zu berühren, überall, zu küssen, sie anzuschauen, sie nackt zu betrachten; ich wollte sehen, wie sie meine Berührungen genoss, wie ich sie erregte, und genau das konnte sie nicht zulassen. Ich war nicht nur in der Frauenliebe völlig unerfahren, womit mir die Rolle der galanten Verführerin verwehrt blieb, sondern hatte auch keinerlei Erfahrung darin, wie ich einer Frau Genuss bereiten konnte, die ihren Körper so verbarg wie Paula. Die sich immer wieder für fett und unattraktiv hielt, wahlweise für krank und unattraktiv. Noch war das so. Blieb nur die Hoffnung, dass sie den eingeschlagenen Weg konsequent weiterging und es eines Tages anders zwischen uns werden würde. Vielleicht war ich dann siebzig, verbrachte meine Nachmittage beim Bingo, trug Stützstrümpfe, lag abends unter der Rheumadecke vor dem Fernseher – gab es eigentlich Gichtdecken? – und hatte gar keine Lust mehr ...

»Woran denkst du gerade?« fragte Paula, als wir uns ins Wohnzimmer gesetzt hatten – sie in einen Sessel, ich aufs Sofa.

»An mein Dasein als Rentnerin«, antwortete ich wahrheitsgemäß. »Und ob ich eher Rheuma oder Gicht haben werde. Wenn ich nach meiner Mutter komme, was der liebe Gott verhüten möge, dürfte es eher letzteres sein.«

»Ach, du liebe Güte, das ist ja nicht gerade ein aufbauendes Thema.«

Ich lehnte mich in die Polster zurück. »Tja, auch ich habe mal eine nachdenkliche Phase.«

»Hört sich eher nach einer deprimierten Phase an. Kann ich etwas für dich tun?« fragte sie.

Und ob, dachte ich und zuckte die Achseln. Ich lächelte.

»Wenn ich es recht in Erinnerung habe, hast du noch den einen oder anderen Wunsch frei«, ergänzte sie charmant.

»Die Wünsche, die ich habe, fallen alle eher in die Rubrik unerfüllbar. Da müsste schon die gute Fee kommen oder dieser Geist aus der Flasche«, erwiderte ich abwehrend. Sei du doch meine Fee, dachte ich bekümmert und stöhnte innerlich auf – wie albern!

Paula stand auf und setzte sich neben mich. Sie nahm meine Hand, sah mich aber nicht an. »Hat es mit mir, mit uns zu tun?«

»Ach, weißt du ...«

»Keine Ausreden – ja oder nein?« Sie wandte sich mir zu.

Wir sahen uns sekundenlang in die Augen. Dann senkte sie den Blick und atmete tief durch. »Ich glaube, ich weiß, was dich beschäftigt, aber du musst sagen, was du möchtest. Und das meine ich wortwörtlich. Rede.«

Na schön, dachte ich, wie du willst. »Ich weiß einiges von dir und deinem Körper und deiner Krankheit«, begann ich. »Und auch von deiner Familiengeschichte. Einiges habe ich hautnah miterlebt, weil du mir vertraust.«

Sie nickte und drückte meine Hand. »Weiter.«

»Apropos hautnah – glaubst du, dass der Tag kommen wird, an dem du dich mir nackt zeigen und Berührungen zulassen kannst?«

Sie sah wieder hoch. »Das glaube ich, ja.«

Na klasse, dachte ich, fragt sich bloß wann.

Plötzlich lächelte sie. »Sag mir, was du möchtest, was du tun würdest, wenn der Geist aus der Flasche dir deinen Wunsch erfüllt hätte.« Ihr Augen glänzten. »Erzähl es mir – Wort für Wort.«

»Ich würde dich berühren ... streicheln ... küssen«, erklärte ich verdutzt.

»Wo? Wie?«

Langsam begann ich zu verstehen. »Ähm ... na ja ... überall?«

Sie schüttelte den Kopf, warf ihn in den Nacken und lachte. »Wie aufregend! Ein wenig mehr kannst du schon ins Detail gehen.«

»Du stehst vor mir, und ich stelle mir vor, dass du eine durchsichtige Bluse trägst«, hob ich mit leiser Stimme an. »Nur diese Bluse und ein kleines nachtschwarzes Höschen. Die Bluse ist hellblau und mit zarter Spitze besetzt. Deine Brustwarzen sind darunter zu erkennen. Sie sind ungefähr so groß wie die Knöpfe der Bluse. Ich öffne jeden einzelnen und drehe ihn langsam zwischen den Fingern. Der Stoff raschelt.«

Sie hörte auf zu lachen, nickte mir langsam zu, und mir wurde warm. Ich streichelte ihre Hände. Auch sie waren warm.

»Ich stehe ganz dicht vor dir. Unsere Lippen berühren sich. Du küsst mich ...«

Paula schüttelte den Kopf.

»Ich küsse dich«, korrigierte ich.

Sie nickte lächelnd.

»Dein Mund wird weich. Ich schiebe die Bluse über deine Schultern und lege meine Hände auf deine Brüste. Lasse sie zum Bauch hinuntergleiten. Schiebe sie ins Höschen, knete deine Pobacken. Du drängst dich an mich und ...«

»Nicht so hastig! Wohin küsst du mich noch?« Ihre Stimme war heiser, die Pupillen auf einmal groß wie bei einer jagenden Katze.

»Aufs Ohr, hinters Ohr, meine Zunge spielt in deinem Ohr.«

»Auch am Hals?« fragte sie.

»Da auch. Mit kleinen Bissen wandere ich über dein Schlüsselbein. Ich beuge mich über deine Brüste. Knabbere an den Brustwarzen, sinke langsam auf die Knie. Deine Finger zerzausen meine Haare, und ich küsse deinen Bauchnabel. Lasse die Zungenspitze in ihm kreisen, und ich höre dein Seufzen, dein Stöhnen.«

Sie schluckte und atmete schneller. Ich spürte das Zucken ihrer Hände, oder waren es meine?

»Du wirfst den Kopf nach hinten, und ich ziehe dir dein Höschen aus.« Ich schwieg einen Moment. Und nun? Wie ging es weiter? »Ich streichle deine Füße, deine Waden, die Oberschenkel, und du lässt dich auch auf die Knie herunter.« Ich seufzte.

Paula zog mich an sich. Sie lachte leise. »Du traust dich nicht!«

»Na, du musst doch ganz still sein!« gab ich empört zurück. »Schließlich muss ich mir das alles aus den Fingern saugen.«

Sie küsste mich, bis mir der Atem wegblieb. »Bald«, sagte sie dann. »Ganz bestimmt – ich verspreche es.« Sie sah mir fest in die Augen. »Glaub mir, für mich ist es, als würde ich mich ganz und gar entblößen. Und das ist etwas anderes, als sich ausziehen, einfach nackt sein und Sex haben.«

Ich streichelte ihr Gesicht. »Aber wie war es denn mit anderen Frauen? Mit Kim? Warst du da auch so ... zurückhaltend?«

»Es war ein wenig anders.«

»Ach? Das musst du jetzt aber erklären«, verlangte ich und sah sie gespannt an.

»Niemand wusste von meiner Magersucht, wenigstens dachte ich das. Sie war einfach kein Thema, es wurde nicht darüber gesprochen, und das war mir nur recht so. Es gab mir das Gefühl, alles im Griff zu haben. Ich war dünn und tat einiges dafür, es auch zu bleiben – was genau, ging außer mir niemanden etwas an – Punktum. Kim war auch dünn, und sie mochte das an sich und an mir, ohne deswegen krank zu sein, jedenfalls glaube ich das. Sie war eben so. Sie kannte zwar meinen Körper, doch ich habe andere Dinge vor ihr verborgen, im Grunde alles andere, die entscheidenden Dinge. Aber du weißt so vieles von mir, worüber ich bislang nie gesprochen habe, Dinge, die mir zum Teil selbst jetzt erst bewusst werden. Ich habe kaum noch etwas, was ich vor dir verbergen könnte – nur noch meine Nacktheit, meine Magerkeit, die du vielleicht sogar scheußlich findest. Du bist diejenige, die dann alles von mir kennt, und das ist etwas, was ich erst mal verdauen muss. Verstehst du?«

»So in etwa. Doch es gibt nichts, was ich scheußlich an dir finde.«

Sie lehnte sich an mich. Wir blieben Arm in Arm und schweigend auf dem Sofa sitzen und verpassten den Film.

Paulas Tagebuch

Meine Sehnsucht wächst Tag für Tag, und ich bin dankbar, wie geduldig Rieke ist, obwohl sie manchmal die Nase voll hat. Ich fühle mich hin- und hergerissen zwischen dem Wunsch, mich ihr ganz zu öffnen, und der Angst, mich dann zu verlieren – in ihr, mit ihr. Ohne den Freiraum, den ich zwischen mir und anderen habe, brauche, meine zu brauchen. Den Abstand. Die Kontrolle über mich. Nichts Beengendes. Mich drehen und wenden können, wohin ich will. Niemand hält fest, niemand zerrt, niemand vereinnahmt. Kein Durcheinander, keine Überraschungen. Dann wieder ist nichts als Zärtlichkeit und eine seltsam unaufgeregte Zufriedenheit in mir. Ich bin voller Bewunderung darüber, dass Rieke erzählen konnte, was sie mit mir machen würde, wenn ich es zuließe. Ist das nicht auch eine Art Entblößung?

Immer noch spüre ich die zwei Kilo, die ich zugenommen habe, wie einen Ring um mich herum. Niemand bemerkt etwas. Doch ich sehe und fühle jedes einzelne Gramm. Manchmal stundenlang, dann wieder nur für kurze Augenblicke. Doch immerhin: Die anfängliche Panik und Verzweiflung lassen nach – Stück für Stück. Was bleibt, ist eine Art Misstrauen – Unruhe, Hellhörigkeit –, nicht mehr diese panische Angst, die sich paart mit hilfloser Wut, Zerstörungswut, die dann heißt: Dann esse ich eben gar nichts mehr. Bastian meint, es sei jetzt meine Aufgabe, dieses neue Gewicht als meines anzuerkennen, als zu mir gehörig, als Teil meines Körpers, meiner Gesundheit und als Ergebnis meiner freien Entscheidung: mein Wunsch. Es sei, als würde man langsam eine Leiter hochsteigen, Sprosse für Sprosse. Hat man eine erklommen, verschnauft man einen Augenblick, schaut sich um, hält sich fest, bevor es weitergeht. Was ist, wenn die Leiter gar nicht enden will? Daran darf ich nicht denken. Noch drei Kilo mehr? Kaum vorstellbar. Und noch weniger vorstellbar ist, dass ich mich damit dann auch noch wohl fühlen könnte. Das wären dann ja insgesamt fünf Kilo! Wie soll das gehen? Ich weiß es nicht. Vielleicht werde ich es erfahren.

Der Heimtrainer steht noch in meiner Wohnung. Ab und zu benutze ich ihn. Bewegung an frischer Luft sei viel sinnvoller, sagt Bastian. Da sehen mich alle. Ich kann mich nicht so verausgaben, wie es mich drängt, und fühle mich beobachtet. Joggen? Keine gute Idee – zur Zeit jedenfalls nicht, sagt Bastian. Ich weiß, was er meint. Ich würde wahrscheinlich ganz schnell eine Leistungsgeschichte daraus machen, mit Trainingsplan, Uhr, Kalorienverbrauch und so weiter. Meine Spezialität.

Die Kalorientabelle hat sich mir eingebrannt. Vielleicht wird sie mit der Zeit blasser, doch ganz werde ich sie wohl nicht mehr los. Sie ist mir vertraut wie ein Körperteil. Ohne sie fehlt mir etwas. Als hätte ich nur noch ein Bein. Darauf steht man ganz schön wackelig.

Eben hat Rieke angerufen. Sie möchte ein kleines Fest veranstalten. Mit den Clubfrauen. Britta, Kerstin, Rieke und ich. So hat damals alles angefangen. Die eine wollte ihren Hintern verkleinern, die andere einem Jungen imponieren, die dritte wünschte sich einfach nur dabeizusein. Und mittendrin ich mit all meinem Kummer und meiner Einsamkeit. Die Fachfrau in Sachen Diät und Entbehrung. Ich habe sie alle drei mitgerissen damals und mich selbst damit auch noch angefeuert. Noch ein Pfund und noch eins und ... Wie ausgezehrt. Als ich befürchtete, dass es auffallen könnte, löste sich der Club auf, und ich habe mich dünne gemacht. Jetzt bin ich wieder da.

20

Ich mag es, wenn Kreise sich schließen. Die Idee, mit Paula, Britta und Kerstin einen weiteren Anlauf zu wagen und ein drittes Treffen zu vereinbaren, nahm Gestalt in mir an, als ich mit meiner Mutter sprach. Sie hatte einen Termin bei einem Arzt ganz in meiner Nähe gehabt und kam anschließend bei mir vorbei. Die Tage des knallblauen Himmels waren schon wieder vorbei, und ich verschwendete keinen Gedanken mehr an selbstgemachtes Eis oder T-Shirts. Ich saß gerade über der Kassenabrechnung und war etwas enttäuscht über die Umsätze. Das neue Jahr hatte zurückhaltend begonnen. Die Leute waren auf dem Spartrip. Meine Mutter erzählte Einzelheiten von ihrer Gicht, berichtete über die Auswirkungen des strengen Winters auf bestimmte Gartenpflanzen, die viele Arbeit, die die Zwergkaninchen meines Vaters machten, und fragte schließlich, wie ich es nicht anders erwartet hatte, was denn ansonsten so bei mir los wäre. Als hätte ich, die ich nur nickend und auf meinem Stift herumkauend zugehört hatte, die ganze Zeit über Nebensächlichkeiten geredet und sollte doch allmählich zum Wesentlichen kommen.

»Ich habe eine neue Beziehung«, sagte ich, ohne lange zu überlegen. Ich legte den Stift beiseite und sah sie an. »Es wird dir nicht gefallen, aber ich mag nicht länger damit hinterm Berg halten. Es ist eine Frau. Und noch etwas, bevor du antwortest: Es ist mein Leben.«

Der doppelte Gichtanfall blieb aus. Der Anruf bei Ulla auch. Jedenfalls von meinem Apparat aus.

Meine Mutter machte den Mund auf und wieder zu, starrte auf meine Espressomaschine, dann zum Fenster hinaus. Sie nestelte an ihrer Handtasche. »So ist das also.«

»Ja, so ist das.«

»Und was ist mit den Kindern? Was sagen die dazu?«

Nun sperrte ich den Mund auf. »Wieso *Kinder?* Ich habe lediglich ein Kind, und das ist schon erwachsen, wie du weißt. Außerdem findet Tamara es eher amüsant.«

Sie schüttelte den Kopf. »Das kann ich mir denken. Doch ich meine nicht Tamara. Ich spreche von ihren Kindern. Britta hat doch zwei Kinder.«

Ich lachte. »Es ist nicht Britta. Wie kommst du denn darauf?«

»Na, ihr wart doch immer so dicke zusammen, all die Jahre, und sie hat ständig über ihren Mann geschimpft. Das hast du selbst gesagt. Dann habt ihr euch plötzlich gar nicht mehr gesehen, und ich dachte eben ... na ja ... dass es vielleicht mehr als Freundschaft zwischen euch gewesen wäre ... und ihr hättet euch vielleicht gestritten und jetzt wieder versöhnt ...«

»Nein, nein. Da bist du auf dem Holzweg. Es ist Paula.«

»Die Frau aus der Werbeagentur, die auch zum Adventskaffee hier war?«

Ich lächelte verkrampft. »Ja, genau die.« Meine Erinnerungen an dieses Zusammentreffen waren nicht eben die besten.

»Ihr wart früher eine Clique, nicht wahr? Du, Paula, Britta, Kerstin. Ihr wart oft zusammen«, sagte meine Mutter nachdenklich.

Ich war erstaunt, dass sie sich daran erinnerte, und ich war noch erstaunter, dass sie das ausgerechnet jetzt erwähnte. Vielleicht war sie auch nur verlegen und wollte das andere Thema um alles in der Welt nicht vertiefen. Das war ihr gutes Recht.

»Manchmal, in ganz seltenen Fällen halten solche Freundschaften ein Leben lang. Meistens verliert man sich aber spätestens dann aus den Augen, wenn man eine eigene Familie hat«, fügte sie hinzu.

»Oder findet sich wieder, *weil* man eine eigene Familie hat und einen geschützten Raum braucht, in dem man sich austauschen kann«, bemerkte ich.

»Kann auch sein«, nickte sie.

»Wenn du noch einen Augenblick wartest, könnte ich dich nach Hause fahren, Mama«, schlug ich ihr vor.

Sie sah mich erstaunt an. »Ich kann auch den Bus nehmen.«

»Na klar kannst du auch den Bus nehmen, aber mein Angebot steht trotzdem.«

Eine Viertelstunde später saß ich mit meiner Mutter im Wagen. Wir schwiegen während der Fahrt. Als ich schließlich vor ihrem Haus hielt, räusperte sie sich und holte umständlich den Schlüssel aus ihrer Handtasche.

»Ich verstehe das alles nicht«, sagte sie mit unsicherer Stimme. »Da komme ich einfach nicht mehr mit. Aber dein Vater sagt immer wieder, ich soll mich aus deinem Leben raushalten. Das ist gar nicht so einfach. Schließlich ...« Sie winkte ab. »Ist ja auch egal.«

»Du brauchst eine gute Freundin, Mama.«

»Ich habe Ulla.«

Ich zog die Augenbrauen hoch.

Sie tat es mir nach. »Du willst mir doch nicht etwa vorschreiben, wen ich als gute Freundin haben darf?«

Ich hielt die Luft an und atmete langsam wieder aus. »Nö, nö, natürlich nicht, Mama.«

»Vielen Dank!«

»Bitte!«

Wir starrten uns an. Plötzlich grinste sie auf eine grimmige Art, die mir merkwürdig bekannt vorkam. Dann fiel es mir ein: Tamara verzog verblüffend ähnlich das Gesicht. Und ich wahrscheinlich auch.

»Einen schönen Abend, Mama«, sagte ich. »Und grüß Papa.«

»Danke. Auch fürs Heimfahren. Grüß deine Tochter.« Sie fasste nach dem Griff. »Und von mir aus auch Paula.«

Damit stieg sie aus und schlug schwungvoll die Tür hinter sich zu. *Von mir aus auch Paula!* Typisch meine Mutter – kleines Ekel! Ich lachte und fuhr hupend davon. Die alte Clique. Warum nicht einen letzten Versuch starten? Es gab nichts zu verlieren. Hauptsache, Paula war einverstanden.

Es gab Paella und zum Nachtisch Budapester Schokoladenrücken. Paula schluckte, als ich ins Wohnzimmer kam und ihn auftrug, und ich konnte nicht sagen, ob ihr vor lauter Appetit das Wasser im Mund zusammenlief oder ob ihr angesichts der versammelten Kalorien die Sinne schwanden. Ich beschloss, dass mir das egal war. Der Kuchen war köstlich und würde nicht nur Britta in helles Entzücken versetzen. Als es klingelte, ging Paula zur Tür. Sie war angespannt und wollte die erste Begegnung seit jenem unerfreulichen Abend so schnell wie möglich hinter sich bringen. Ich hörte Brittas Stimme – ihr Lachen war eine Nuance zu laut, doch das war nicht ungewöhnlich –, dann standen sie und Kerstin in der Küchentür.

»Hallo, Mädels«, begrüßte ich die beiden schwungvoll. »Ich komme gleich. Ihr könnt schon mal ins Wohnzimmer gehen und euch die Hände an den Tellern wärmen.«

»Können wir dir helfen?« fragte Kerstin.

Sie trug engsitzende Jeans, deren Wahl sie im Laufe des Abends höchstwahrscheinlich bereuen würde, und einen beigefarbenen Strickpullover. Ihre Lippen waren feuerrot geschminkt, und sie duftete wie tausend Veilchen. Ich freute mich, sie zu sehen, und sie teilte offensichtlich meine Gefühle.

»Nö, nicht nötig. Ich bringe gleich die Paella«, antwortete ich. »Vielleicht magst du drüben schon mal den Wein einschenken.«

»Na klar.«

Britta und Paula saßen friedlich nebeneinander, als ich das Essen auftrug. Die Erleichterung, mit der ich das feststellte, amüsierte mich selbst. Wir wünschten einander guten Appetit, und dann hörte man eine ganze Weile nichts als leises Geschirrklappern und Seufzen. Die gefräßige Stille, die mehr überzeugt als viele Worte und jede Köchin, jeden Koch zutiefst befriedigt.

»Hinreißend«, schwärmte Kerstin, und Britta schloss sich sofort an: »Hauptsache, ich bin so vernünftig und lasse noch Platz für den Kuchen. Der sieht einfach unwiderstehlich aus.« Sie sah Paula an und lächelte schelmisch. »Sag an – wie viele Kalorien werden wir uns da pro Stück auf die Hüften schieben?«

Kerstin kicherte nervös. Ich trank einen Schluck von meinem Wein. Paula schüttelte den Kopf. »Keine Ahnung. Da möchte ich auch gar nicht erst drüber nachdenken. Sonst schmeckt er mir vielleicht nicht mehr.«

Britta legte ihre Stirn in Falten. Sie sah kurz zu mir herüber, und ich zwinkerte ihr zu. »Darf man das so interpretieren, dass auch du vorhast, ein Stück Kuchen zu essen?« fragte sie beinahe vorsichtig und doch erkennbar verblüfft.

Paula nickte. »Doch, ich möchte ihn probieren.«

»Aber du weißt, was da alles drin ist?«

»Und ob. Nur die besten Zutaten. Ich war dabei, als Rieke ihn gebacken hat.«

»Es geschehen noch Zeichen und Wunder«, bemerkte Britta. »Der Magerquark bleibt im Kühlschrank, der grüne Salat auch, und Paula isst ein Stück Kuchen. Wo bleibt die Clubehre?«

»Die würde ich lieber heute als morgen endgültig begraben, aber das ist nicht so einfach«, antwortete Paula.

Kerstin und Britta warfen sich einen schnellen Blick zu.

»Diäten können krankmachen«, fügte Paula hinzu. »Sehr krank. Und nun lasst uns von etwas anderem sprechen und den Abend genießen.« Sie hob ihr Glas, und ich wuchs zehn Zentimeter, so stolz war ich auf sie.

Es wurde ein langer Abend. Ein langer, friedlicher Abend. Den Club gab es nicht mehr, aber vielleicht etwas Neues.

Als wir aufgeräumt hatten, war Paula plötzlich verschwunden. Ich fand sie im Schlafzimmer. Sie trug eine hellblaue durchsichtige Spitzenbluse und ein nachtschwarzes Höschen.

Wir schicken Ihnen gern unser kostenloses Gesamtverzeichnis.

Die Deutsche Bibliothek – CIP-Einheitsaufnahme
Kuck, Manuela:
Hungrige Herzen: Roman / Manuela Kuck.
Berlin : Krug & Schadenberg, 2003
ISBN 3-930041-36-7

Arndtstr. 34, 10965 Berlin
Tel. (030) 61 62 57 52, Fax (030) 61 62 57 51
info@krugschadenberg.de
www.krugschadenberg.de

Originalausgabe
1. Auflage 2003

Lektorat: Andrea Krug, Berlin
Umschlagfoto: Dagmar Schadenberg, Berlin
Satz und Gestaltung: Grafikbüro Schadenberg, Berlin
Druck: Clausen & Bosse, Leck

... zum Weiterlesen:

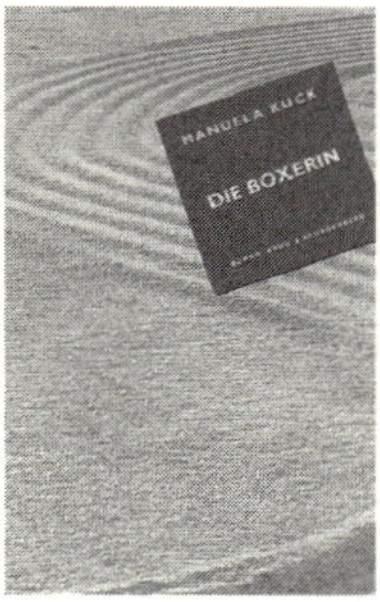

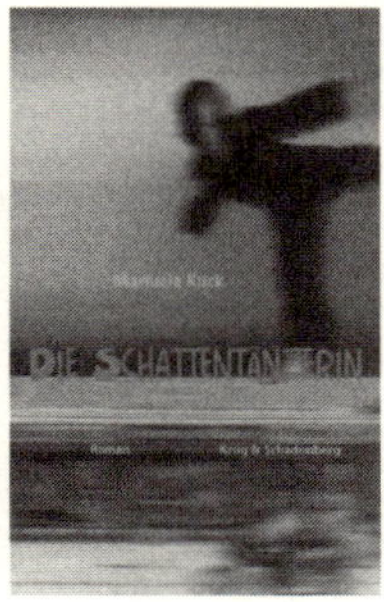

Joy ist leidenschaftliche Boxerin. Während eines Besuchs bei ihrem Vater, einem Zen-Buddhisten, flammen alte Konflikte neu auf. Elena, Joys Geliebte, trägt dazu bei, dass Joy sich ihren Gefühlen stellt, statt sie wie sonst „wegzuboxen". Als Marathonläuferin bringt Elena den langen Atem mit, den es erfordert, Joy in jeder Hinsicht aus der Reserve zu locken ...

Manuela Kuck
Die Boxerin
280 Seiten, gebunden
ISBN 3-930041-29-4

Alex ist fit und hellwach. Muss sie auch sein. Denn Alex ist Personenschützerin. Sie muss die Situation jederzeit unter Kontrolle haben – ob sie eine reiche Erbin begleitet, eine Anwältin, die bedroht wird, oder einen umstrittenen Pharmakologen. Auch im Privatleben hat Alex alles im Griff. Bis sie sich in Barbara verliebt ...

Manuela Kuck
Die Schattentänzerin
360 Seiten, gebunden
ISBN 3-930041-23-5

Verlag Krug & Schadenberg | Arndtstr. 34 | 10965 Berlin
Besuchen Sie uns: **www.krugschadenberg.de**

Die Trilogie um lesbisches Leben und Lieben in Wolfsburg

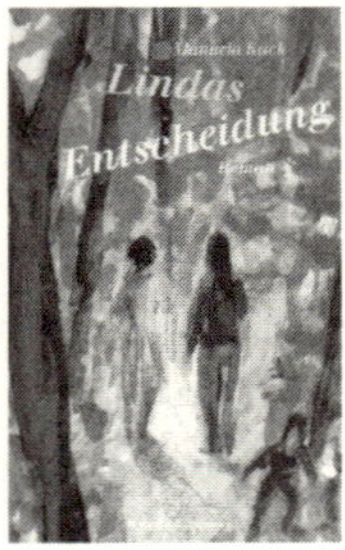

„Ein kluger und witziger Roman über den Ausbruch aus hetero-sexuellen Lebensentwürfen.“
XTRA!

Manuela Kuck
Lindas Entscheidung
ISBN 3-930041-11-1

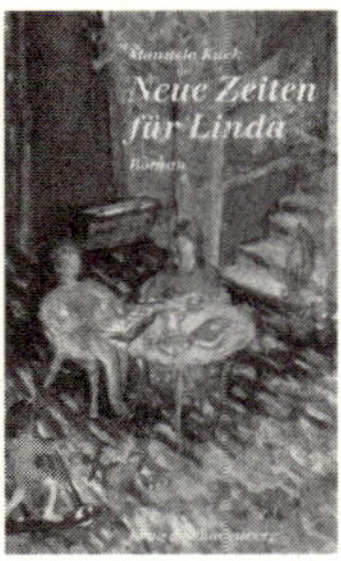

„Ein sensibel geschriebener Roman über Höhen und Tiefen einer Frauen-beziehung und die schwierige Kunst, den Alltag miteinander zu leben.“
WEIBERDIWAN

Manuela Kuck
Neue Zeiten für Linda
ISBN 3-930041-13-8

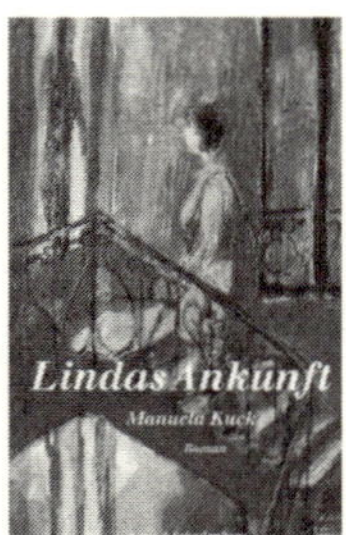

„Manuela Kuck schreibt verblüffend lebensnah, klug und unprätentiös. *Lindenstraße* auf die wahrhaft damenhafte Art.“
LESPRESS

Manuela Kuck
Lindas Ankunft
ISBN 3-930041-18-9

Verlag Krug & Schadenberg | Arndtstr. 34 | 10965 Berlin
Besuchen Sie uns: **www.krugschadenberg.de**